からだの しくみ

ナースの視点

杉崎紀子 [著]・神﨑 史 [絵]

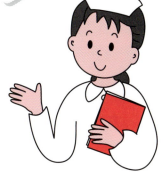

朝倉書店

まえがき

　本書の特徴は，**看護学生さんの目線に立った案内役**というところにあります．これは私の教育経験に基づくもので，多くの学生さんから教科書を理解するためにはまず身近な**わかりやすい解説**が必要であることを教えられました．そこで，わかりやすくするための工夫としてやさしく簡潔な解説と，それに対応した**一目で内容が把握できるイラスト**でまとめたのがこの一冊です．

　執筆にあたり配慮したのは，つぎの3点です．
1. **わかりやすい**解説であること
2. 必要な知識の**最小限**を示すこと
3. **重要**なところが明確に伝わること

　内容としては**身体のしくみとその変化**について優先されるべき要点を，一般的に苦手とされやすい解剖生理，生化学を基本とし，病気の領域をも含めて紹介しました．最新の知見も簡潔に取り上げ，一方では，仕上げとして学習の比重が高い**国家試験**にも役立つように配慮しています．そして効率的な復習ができるように，本文では**重要語句**を黒い太字と赤い太字で重要度を区別して表し，イラスト中にも「まとめ」2項目を明示しました．

　身体のしくみをこれから学ぶ人，すでに専門基礎の勉強が終了していながら，まだ自信を持てない人，実習に向けてあらためて復習したい人，国家試験に向けた復習を始める人などに，特に役立てていただけるでしょう．そしてナースの資格を取得した先輩としてみなさんのご健闘を心からお祈りいたします．

　最後に，理解の助けとなる素敵なイラストを私の望む通りに描いてくださった神﨑 史さんに感謝いたします．また，執筆の機会を提供してくださり，さらに，出版に向け並々ならぬご尽力をいただいた朝倉書店の皆様に厚く御礼申し上げます．

2016年10月

杉崎紀子

目　　次

基礎編　生きているしくみ

1章　生命維持：生命を支えるしくみ —————————————— 2
  a．呼吸と循環——酸素と栄養の運搬　2
    a.1　呼吸によって出入りする物質　2
    a.2　心臓と肺の連携プレイ　4
    a.3　心臓と血管　6
  b．血液ならびに血圧——液体としての性質　8
    b.1　血液の組成と働き　8
    b.2　血液型と輸血　10
    b.3　血圧の調節　12

2章　食物と身体の関わり：元気に生きるしくみ —————————— 14
  a．食物摂取——生命の必要条件　14
    a.1　食物に含まれる栄養素　14
    a.2　消化吸収　16
    a.3　消化器を支える周辺臓器　18
  b．身体と食物の利用（1）——エネルギーと生命活動　20
    b.1　グルコースの代謝　20
    b.2　エネルギー物質の相互変化　22
    b.3　ATPと生命活動　24
  c．身体と食物の利用（2）——身体内の化学変化　26
    c.1　アミノ酸と身体　26
    c.2　脂質と身体　28
    c.3　無機質およびビタミンと身体　30
  d．尿と便——体内物質の分解と排泄　32
    d.1　尿に含まれる物質　32
    d.2　胆汁の成分と排泄　34

目　　次

　　　d.3　便通とその変化　36

3章　身体の制御：身体を調節するしくみ ──────────── 38
　a．円滑な機能の維持──微量物質の関与　38
　　　a.1　ホルモン　38
　　　a.2　自律神経　40
　　　a.3　情報伝達物質　42
　b．遺伝──身体形成過程の指令　44
　　　b.1　遺伝情報の化学　44
　　　b.2　遺伝子とタンパク質合成　46
　　　b.3　遺伝子と病気に関するキーワード　48
　c．成長──守られて育つしくみ　50
　　　c.1　妊娠から授乳期までのホルモン作用　50
　　　c.2　胎児胎盤循環　52
　　　c.3　満1歳までの経過　54
　　　c.4　順調な発育・発達　56

4章　ヒトと生活：活動を支えるしくみ ──────────── 58
　a．身体と運動機能──自由自在な動き　58
　　　a.1　動きを支えるしくみ　58
　　　a.2　動作の構成　60
　　　a.3　動きと安定性　62
　b．日常生活と大脳──人間らしさの背景　64
　　　b.1　感覚器による情報収集　64
　　　b.2　言語とコミュニケーション　66
　　　b.3　大脳の不思議　68
　c．休息──心身活動のリセット　70
　　　c.1　生活リズム　70
　　　c.2　睡眠と疲労回復　72
　　　c.3　ストレスの蓄積と解消　74

目 次

基礎編◆基本用語　76

実践編　病気によるしくみの変化

5章　自覚症状：自分で気づく変化 ── 78
a．痛み──異常を知らせる変化　78
　a.1　痛みを感じるしくみ　78
　a.2　痛みを看る視点　80
　a.3　痛みに潜む危険性　82
b．下痢・腹痛──おなかの調子　84
　b.1　消化器の異常　84
　b.2　主要な消化器系疾患　86
　b.3　食事療法の概要　88
c．咳・発熱──風邪に伴う変化　90
　c.1　発熱に要注意　90
　c.2　風邪は万病のもと　92
　c.3　身近な手当"安静保温"　94
d．かゆみ・発疹──刺激に対する反応　96
　d.1　かゆみと皮膚の反応　96
　d.2　病気に伴う皮膚の変化　98
　d.3　皮膚の保護と手入れ　100

6章　健康診断：検査でわかる変化 ── 102
a．血液の検査（1）──臓器・代謝に関する変化　102
　a.1　代謝異常を調べる検査　102
　a.2　浸透圧に関する成分　104
　a.3　血清酵素　106
b．血液の検査（2）──血液の機能に関する変化　108
　b.1　造血機能と貧血　108
　b.2　白血球の種類と身体防衛　110
　b.3　血液凝固のしくみ　112

目　次

　　c．尿の検査——排泄される成分の変化　114
　　　c.1　尿をつくるしくみ　114
　　　c.2　糖尿・血尿・タンパク尿　116
　　　c.3　病気による尿の変化　118
　　d．各種検査——多角的に調べる身体内部の変化　120
　　　d.1　様々な精密検査　120
　　　d.2　バイタルサインの重要性　122
　　　d.3　ガンの検査　124

7章　老化：気づかぬうちに進みやすい変化　126
　　a．肥満・動脈硬化——成人期に始まる危険性　126
　　　a.1　メタボリックシンドローム　126
　　　a.2　動脈硬化に関係する変化　128
　　　a.3　加齢による健康状態の変化　130
　　b．循環機能の障害——代表的な成人・老年期の病気　132
　　　b.1　高血圧　132
　　　b.2　脳血管疾患　134
　　　b.3　心臓病　136

8章　老いと病：進行をおさえたい変化　138
　　a．代謝異常——特殊な成分の増加　138
　　　a.1　糖尿病　138
　　　a.2　肝臓病　140
　　　a.3　腎臓病　142
　　b．高齢者の危険性——老化は足腰のみならず　144
　　　b.1　骨折・運動機能障害　144
　　　b.2　肺炎予防と口腔ケア　146
　　　b.3　生活と大脳機能の変化　148
　　c．全身症状——慎重な経過観察が重要　150
　　　c.1　大量出血　150
　　　c.2　炎　症　152

c.3　浮腫・脱水　154
c.4　アシドーシスとアルカローシス　156

実践編◆基本用語　158

付録編　苦手な生化学

1．看護に活かそう"生化学"：物質代謝の概要　160
2．アセスメントに活かそう！：生化学検査の視点　162
3．接点を知ろう：看護に役立つ生化学　164

参考文献・おすすめ書籍 ───────────── 166
索　引 ─────────────────────── 167

基礎編

生きているしくみ

1章　生命維持：生命を支えるしくみ
2章　食物と身体の関わり：元気に生きるしくみ
3章　身体の制御：身体を調節するしくみ
4章　ヒトと生活：活動を支えるしくみ

1章 生命維持：生命を支えるしくみ
a. 呼吸と循環——酸素と栄養の運搬

a.1 呼吸によって出入りする物質

1) 生命維持の基本　毎日の生活を過ごしながら，一瞬ごとの活動や思いは，生きているからこそ可能であることをあまり意識しないものである．それは元気でいることをあまりにも当たり前に思っているからであろう．しかし健康状態が急変した場合，まず**生命の維持をはかる**ことが**最優先課題**となる．すなわち，規則的に**呼吸**をし，**心臓**の動きが継続されることが身体にとって必須の条件であり，これにより支えられる**脳**の働きで，全身の臓器が滞りなく機能し生命継続が可能となる．

2) 呼吸器系　吸い込む息は**吸気**，吐き出す息は**呼気**とよばれ，両者の出入りをまとめて呼吸と表現する．さらに呼吸で気体が通過する経路は**気道**とよばれるが，大気は吸気として鼻から取り入れられ，**鼻腔**，**喉頭**，**気管**，**気管支**を通って**肺**に運び込まれる．そして，呼気は逆の経路を通って大気中に排出される．ところで，鼻づまりの時でも口で呼吸をすることができる．これは**口腔から吸い込まれた空気が咽頭と気管を経て肺に流れていくからである**．

　呼吸の動きには筋肉や骨も関与している．**腹式呼吸**では横隔膜を下げることによって，また**胸式呼吸**では胸郭を拡大することによって，吸気が肺に取り込まれる．そして呼気と吸気の繰り返しは延髄の**呼吸中枢**により制御されているが，深呼吸のようにヒトの意思によっても調節可能になっている．

3) ガス交換　呼吸機能で大事なことは，肺において「酸素を取り込み，二酸化炭素を排出する」というガス交換が行われていることである．そして実際にガス交換を行っているのは，肺を構成している**肺胞**とよばれる組織である．すなわち，吸気として取り込まれた大気には**酸素**が豊富に含まれており，この酸素は肺胞で血液中の**ヘモグロビン**と結合して体内に運ばれていく．これは**動脈血**とよばれる．また，身体内では代謝により**二酸化炭素**が多く発生している．この二酸化炭素は心臓に戻っていく**静脈血**に溶け込み組織から運び出され，肺胞において放出される．そして，この二酸化炭素を多く含む肺胞内の気体は呼気として肺から排出される．このようなガス交換が行われるので**吸気と呼気では含まれる気体の割合が異なる**．吸気は大気中の酸素を取り込んでいるので酸素を多く含み二酸化炭素は少ないが，呼気は肺胞で酸素が血液に渡された後の気体なので酸素は減少し二酸化炭素を多く含む．

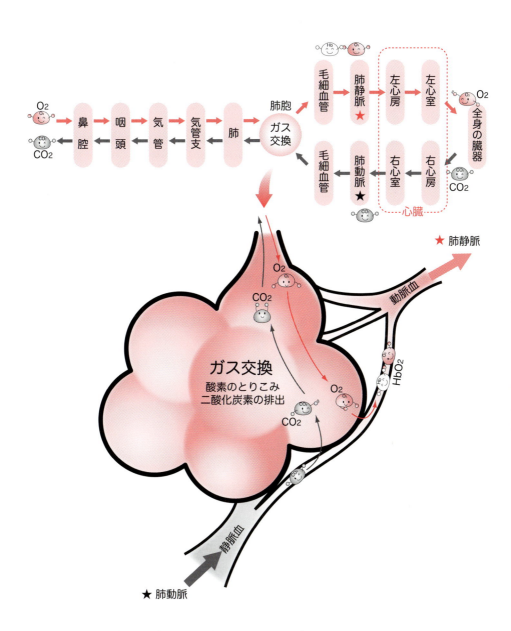

肺を構成する肺胞はガス交換の場である
血中にとりこまれた酸素は赤血球のヘモグロビンと結合する

a.2 心臓と肺の連携プレイ

1) 心臓と呼吸の関係　心臓が収縮するたびに肺へ送り出された血液は身体に必要な酸素を取り込み，不要な二酸化炭素を排出させる（**外呼吸**）．一方，臓器を循環する血液と組織の間でもガス交換が行われ，血液は酸素の供給と二酸化炭素の受け取りを行っている（**内呼吸**）．身体を構成する多くの細胞は酸素なしでは活動できず，呼吸は心臓の収縮と連携して生命継続を支えているのである．

2) 心臓の構造　心臓は右心房と右心室（あわせて右心），ならびに左心房と左心室（左心）からできており，隣り合わせた2種類のポンプの作用をもつ．全身から戻った**静脈血**と全身に送り出される**動脈血**のために出入り口がそれぞれ用意され，心臓の形は複雑である．心臓の上部は血液を血管から取り込む心房，下部は血液を血管へ送り出す心室とよばれ，各出入り口の**弁**は血液の逆流を防止している．

3) 循環のしくみ
①肺循環：全身から心臓に戻った血液が肺へ送られガス交換されて動脈血となり心臓に戻ってくるまでの過程をいう．心臓の右心室と肺を結ぶのは肺動脈で，肺から心臓の左心房に血液を戻すのは肺静脈とよばれる．**肺動脈で肺に送られた静脈血は酸素を十分に含んだ動脈血となり肺静脈で心臓に戻る．**
②体循環：酸素を豊富に含む動脈血は左心室から全身の臓器に向けて送り出される．どの臓器も活動するためには**酸素を必要**とし，動脈血の酸素は組織で消費され，そこで**二酸化炭素が発生**する．ここで血液は二酸化炭素を含む静脈血に変化し，静脈を経由して心臓の右心房に戻ってくる．体循環とは，左心室から組織を経て右心房に戻るまでの過程である．

4) 収縮のしくみ　肺循環，体循環いずれの場合にも，心臓に戻ってきた血液は再び力強く心臓から押し出される．それは心臓の上下の部分である心房と心室が交互に収縮を繰り返すからである．収縮の指令伝達には**刺激伝導系**という連絡経路がある．右心房に存在する洞房結節から出された指令は心房を収縮させ，さらに**房室結節**を経て心室全体へと伝えられる．このしくみで心臓は規則的収縮を継続する．

　酸素は肺と全身の臓器で全く反対の出入りをし，どちらに向けても血液は心室から出て，心房に戻る．すなわち**心臓は2種類のポンプが同時に働いている**のである．

空気

吸気　呼気

鼻腔
咽頭
気管
気管支

肺

ガス交換
肺胞
肺胞
肺胞

肺動脈（静脈血）　肺静脈（動脈血）

心臓

右心房　左心房
三尖弁　僧帽弁
大静脈　大動脈
右心室　左心室

全身の臓器

空気中の酸素は肺と心臓の働きで全身の組織に運ばれる
心臓は血液を循環させるためのポンプの働きをしている

a.3 心臓と血管

1) 心臓と主要臓器の関わり 心臓は血液を全身へ送り出し，**循環**させている臓器である．循環によって身体に備わっている**各臓器を互いに結びつけている**のが血液なのである．酸素や二酸化炭素の運搬によるガス交換に始まり，消化管から吸収された栄養素を必要とする臓器や貯蔵される臓器へ運搬すること，さらに不要になった**排泄物質**を腎臓に送り届けることも含まれる．また，ホルモンなどの運搬，**体温維持**，**薬の運搬**などにも血液が関与する．仮に血液の流れが停止または緩やかになりすぎると周囲の臓器や細胞は生きていけなくなり，生命の継続も危うくなる．

2) 主要な血管 各臓器は動脈により血液の供給を受け，その後，血液は静脈を経て心臓に戻る．ここでは病気との関係でであう可能性の高い血管を紹介する．
- **上行大動脈**：心臓から全身への血液が送り出される太い血管である．始まりの大動脈弓とよばれる部分からは**冠状動脈**，**頸動脈**，鎖骨下動脈が分岐し，体幹へは胸大動脈，腹大動脈，総腸骨動脈などを経て下肢の大腿動脈に続く．
- 冠状動脈：心臓に血液を供給しており**心筋梗塞**や狭心症と関係する．
- 頸動脈：頭部に血液を供給する血管で，細かく分岐し脳にも血液を送る重要な血管である．緊急時に**心臓の動きを確認**する場合に使われる．また，脳出血は動脈が破れた状態，脳梗塞は血管が詰まり血流が停止した状態である．
- **上腕動脈**：上腕を経て分岐し，手首で橈骨動脈となり，**脈拍測定**に利用される．
- **足背動脈**：足先への血流を確かめるために脈を触れる部分として利用される．
- **肺動脈**と**肺静脈**：心臓と肺を結ぶ血管である．肺動脈には二酸化炭素を多く含む静脈血が，肺静脈には酸素を多く含む動脈血が流れている．
- **上大静脈**と**下大静脈**：下半身から戻った血液は下大静脈へ，頭部や腕から戻った血液は上大静脈へ入り，その後右心房・右心室を経て肺循環に向かう．
- **鎖骨下静脈**：全身から戻る**リンパ**は胸管などのリンパ管を経て最後に鎖骨下静脈の静脈角とよばれる合流点で静脈に注がれる．
- **門脈**：消化管に由来する腸間膜静脈は互いに合流し門脈へと移行する．さらに門脈は肝臓に入り，消化管から運ばれた栄養素などを肝臓に運び込む．重症な肝臓疾患では**腹水**とともに**門脈圧亢進**がおこることを重要視したい．

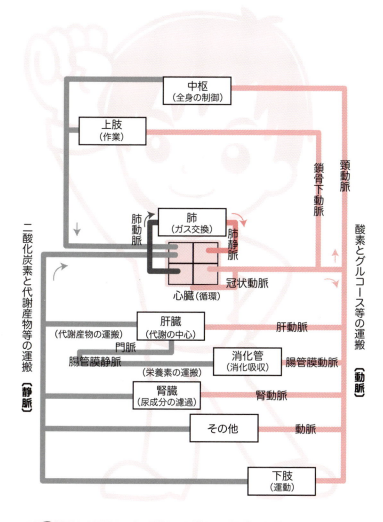

 物質のとりこみ，運搬，排出は血液の循環によって実現する
血液は動く臓器である

b. 血液ならびに血圧——液体としての性質

b.1 血液の組成と働き

1) 血球成分と液体成分　血液がどのような成分で構成されそれぞれがどのような役割を果たしているかを調べるには，まず遠心分離機という機械によって細胞である血球成分と様々な成分を溶解させている血漿に分ける．赤い色をした血液には生命の保持に関する成分と物質が含まれ，それぞれが重要な役割を果たしている．

- 赤血球：中に**ヘモグロビン**というタンパク質を含み，これが酸素と結合することによって**酸素が運搬**される．通常は 95％のヘモグロビンが酸素と結合した状態にあり，この割合が低下すると酸素不足を意味する．赤血球は 120 日経過すると破壊され，順次新たに補充されるが，不十分であると貧血となる．
- 白血球：**身体の防衛**に関わる細胞成分で好酸球，好塩基球，好中球，リンパ球，単球の 5 種類がある．特に免疫のしくみについては，リンパ球が変化して**抗体**や攻撃性のある**細胞性免疫**をつくり，身体を防衛している．
- 血小板：**血液凝固**の時に作用する細胞小片である．
- 血漿：タンパク質（**アルブミン**，**グロブリン**，**フィブリノーゲン**）と水分を主とする液体成分であって，その中にいろいろな化学成分が含まれ運搬される．水に溶けにくい脂質はリン脂質やタンパク質と複合体をつくり，リポタンパク質として運搬される．血漿からフィブリノーゲンを除いた血清は多くの生化学検査の検体として用いられ，病気の診断に利用される．

2) 血液の働き　血液は血管によって全身の臓器をめぐり，身体全体の様々な統合と調節を行っている．血液が果たす重要な役割を以下に整理しておく．

- 呼吸：酸素と二酸化炭素の運搬に関与し，ガス交換により生命維持する．
- 栄養素の運搬：吸収された物質の運搬と供給維持に関わる．
- 排泄物質の運搬：身体に不要な物質は排泄のために腎臓に運び込まれる．
- 身体の防御：血液凝固や免疫機能により身体と生命が守られている．
- 体温保持：代謝で生じた熱エネルギーは全身に運搬され体温が維持される．
- 身体の調節：ホルモンなどの化学物質を運搬し身体を制御している．
- 浸透圧の維持：血漿のタンパク質と電解質は臓器をいつも同じ状況に潤す．

これらの役割は血液の循環によるもので，「**血液は液体の臓器である**」といわれる．

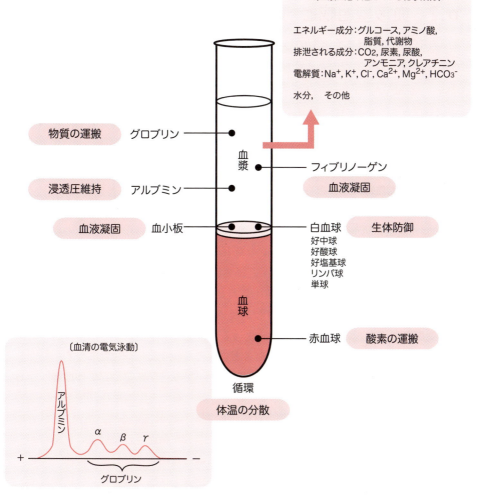

b.2 血液型と輸血

1) ABO型における血液型のしくみ　異なる2人から採った血液を1滴ずつスライドグラスの上で混ぜると赤血球が互いに集まる凝集という現象をおこす場合がある．これは輸血にも関係する重要なことである．一般に同じABO型の間での輸血は問題ないが，異なるABO型の人からの輸血は可否が異なる．なぜそのような違いがおこるかを説明するには次の用語の理解と基礎知識が必要である．

- 凝集素：血漿に含まれる成分で抗Aと抗Bの2種類がある．赤血球に結合し，**赤血球が互いに集合した状態（凝集）をおこさせる作用**がある．
- 凝集原：**赤血球の膜に存在**する成分でAとBがあり，凝集素と結合する．

凝集原と凝集素には各々2種類あるので，血液型は次の4種類となる．

- A型：凝集原Aをもち，凝集素抗Bをもつ．
- B型：凝集原Bをもち，凝集素抗Aをもつ．
- O型：凝集原はなく，凝集素抗Aと凝集素抗Bをもつ．
- AB型：凝集原Aと凝集原Bをもち，凝集素をもたない．

凝集原Aは凝集素抗Aと，凝集原Bは凝集素抗Bと結合し凝集がおこるのである．

2) 受血者と供血者の関係　輸血を受ける側は**受血者**，輸血を提供する側は**供血者**とよばれ，血球凝集の関係から受血者と供血者の相互関係は複雑になる．しかし結論的に異なるABO血液型相互間の輸血については，"AB型は万能受血者"ならびに，"O型は万能供血者"ということができる．輸血をする場合に最も重要な確認事項は**血液型の一致**である．最近は成分輸血が行われているが，ABO型以外にも不適合の要因は多数あるので相容れない血液成分が輸血されないようにあらかじめ交差試験で凝集の有無を確認して医療事故にならないようにしている．

輸血も原理としては臓器移植に相当し自己と他人を区別できる身体機構が働く．適切でない輸血が行われた場合には血管の中で凝集がおこることになり生命の危険性が生ずる．

3) Rh型　赤血球膜の抗原により判定されるRhという血液型がある．凝集をおこすとRh（＋）と判定されるが，**日本人の場合にはRh（＋）が多く，Rh（−）はまれである．血液型の確認時にはABO型とあわせて検査される．

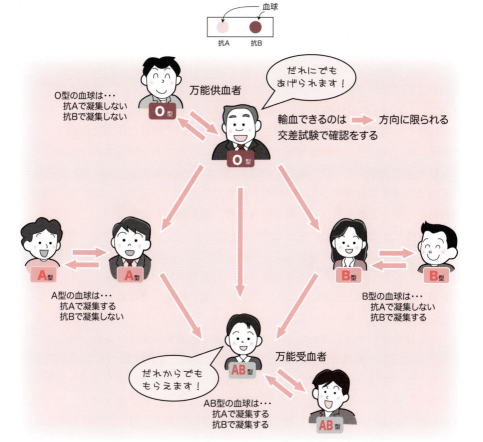

b.3　血圧の調節

1) 血圧の原理　血液は**心臓の収縮によって血管の中を押し出される**ように流れ，全身を循環している．その際に，**血管の壁面にも力が及び瞬間的に血管は押し広げられる**．この力を測定した値が血圧である．血管壁は平滑筋でつくられ弾力性をもつため圧の上昇は回避されている．しかし，**動脈硬化**によって弾力性が小さくなった時には血管壁にかかる圧力，すなわち血圧は大きな数値を示すようになる．なお，血圧の値には**収縮期血圧**と**拡張期血圧**（最高血圧と最低血圧）の２種がある．

2) 血圧に影響する身体的条件　血圧測定は上腕で実施されるが，以下にあげるように様々な条件によって敏感に測定値が変化するので注意が必要である．

- 心理：気づきにくいが**緊張状態**で敏感に血圧は上昇する．いわゆる白衣高血圧という結果を回避するために，血圧の経過観察には家庭用の血圧計により，患者自身が記録した結果を持参するように指導が行われる．
- 運動：心臓の活動が増加し**心臓が血液を押し出す力**も**増加**する．
- 腹圧：排便，力仕事などの**生活動作**も血圧を上げやすい．
- 温度：寒冷により血管は**収縮**して血圧が上昇する．高血圧の人は特に冬場の生活で注意が必要となる．また入浴や温湿布は血管を拡張させ血液の循環をよくする．
- 衣類：特に病気のときにはベルトなどによる**強い締めつけは負担**になる．

3) 血圧の調節　身体には血圧が一定に保持されるようなしくみが備わっている．血圧は心臓が血液を押し出す力である**拍出力**と**血管の太さや血液の通りやすさ**で決まってくる．血圧を変動させる身体内の代表的な要因には次の三つが関与する．第一は，延髄にあり反射によって心臓と血管の状態を調節する**心臓中枢**と**血管運動中枢**の働きである．上記の生活要因はこれらの中枢に影響を及ぼす．第二には**自律神経**が心臓や血管を支配し血圧が安定するように働く．特に，自律神経は副腎の髄質にも作用し**アドレナリン**や**ノルアドレナリン**が分泌されると血圧が上昇する．第三にホルモンによる**循環血液量**の変化も血圧に影響を与える．下垂体から出る**抗利尿ホルモン**により水分は腎臓で再吸収されて血圧は上昇し，また**レニン-アンギオテンシン-アルドステロン系**の作用でナトリウムイオンが再吸収されるとともに水分も増加し血圧の上昇がみられる．

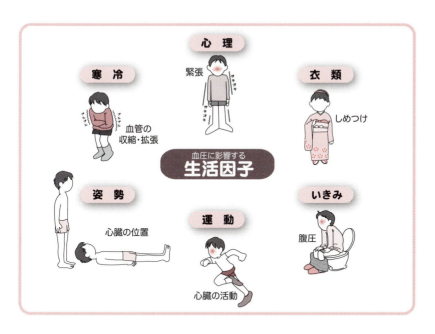

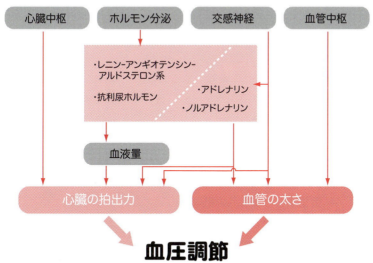

延髄には血管や心臓，呼吸の中枢があり，生命維持に深く関わっている
血圧は変動しやすいが，身体にはこれを安定させるしくみが備わっている

2章 食物と身体の関わり：元気に生きるしくみ
a. 食物摂取──生命の必要条件

a.1 食物に含まれる栄養素

1) 食物と栄養素 **食事**は元気に過ごすために必要であるだけでなく，生活のリズム，さらに満足感など，**総合的に生活に変化と豊かさをもたらす大切な要因**として意義がある．本来，私たちの身体は食事から摂取した成分をもとにしてつくられる．しかし食物は栄養素を含む化学成分の集合物なので，食事を指導する専門家としては**食物と栄養素の関係**には十分な理解が必要である．**六大栄養素**は水と以下に解説する**五大栄養素**をまとめたよび方で，バランスよい摂取には重要な知識である．

2) 栄養素の特徴と役割

- **タンパク質**：身体を構成する主成分で**窒素原子**を含むという特徴をもつので毎日排出される量にみあった摂取が必要で，特に成長期，妊娠期，授乳期には気をつけたい．比較的多く含む食品には**魚類**，**肉類**，**大豆製品**，**卵**などがある．他の食品にも含まれるが摂取されたタンパク質の総量が重要になる．食物のタンパク質は消化管において**アミノ酸**に分解された後に吸収され，必要に応じて利用される物質として血液に含まれ運搬されている．身体が成長する時にはこの血中アミノ酸が利用され身体のタンパク質となる．
- **糖質（炭水化物）**：デンプンを主成分とする食品，すなわち**穀類**，**芋類**などからの摂取が多く，すぐに利用されるエネルギーの材料である**グルコース**として血液に含まれる．砂糖のように甘みをもつ成分である二糖類も同様の役割をもつ．
- **脂質（脂肪）**：**油脂類**として分類される食品の主成分だけでなく，**肉の脂身**のようにタンパク質と共存する場合も多い．**エネルギーに利用されるのは脂肪**であるが同時にコレステロールも含まれることが多いので，現代の食生活では最も注意を要する．また，必須脂肪酸を含む食品の摂取への配慮が大切である．
- **ビタミン**：摂取するべき量は**微量で十分**であるが役割は大変重要である．ビタミンは身体の機能や代謝に関与しており，不足すると**欠乏症**がおこることが知られている．水溶性，脂溶性に大別され多種類のビタミンが知られている．
- **無機質**：**骨や歯の成分**として身体を形成する．さらに重要な役割としては血液や組織液に含まれ浸透圧の維持に関わっている．調味料の食塩，カルシウム以外は摂取すべき量は微量で普通の食事に含まれる量で十分な場合が多い．

身体をつくる

タンパク質
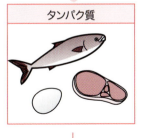

脂質（脂肪）
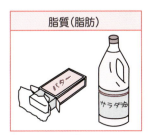

糖質（炭水化物）
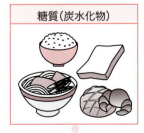

エネルギー
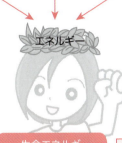

エネルギー貯蔵

エネルギー供給

ビタミン
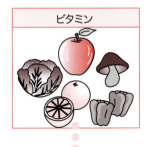

生命エネルギー
ATP

無機質
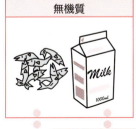

水

骨・歯をつくる

代謝や機能の維持

浸透圧維持

食物は栄養素の混合物である
食物は身体形成と生命エネルギーのために利用される

a.2 消化吸収

1) **吸収される物質**　食物は摂取され，消化管の中を通過する間に**消化酵素の働**きで**分解**されそれぞれを構成する**最小物質として吸収**される．すなわち代表的なものとして**デンプンはグルコース，タンパク質はアミノ酸**となる．また，消化により生じたグルコース以外の糖質であるガラクトースやフルクトースも同様に吸収される．**脂肪**は例外で，分解されても**吸収直後に脂肪に再合成**される．

2) **糖質の消化酵素**　以下は主な消化酵素で名称，関与する消化管，分解産物の理解が大切である．

- **アミラーゼ（唾液，膵液）**：デンプンを消化し鎖状のより短い物質を生ずる．
- **スクラーゼ（腸液）**：スクロースを分解しグルコースとフルクトースを生ずる．
- **マルターゼ（腸液）**：マルトースを分解しグルコースを2分子生ずる．
- **ラクターゼ（腸液）**：ラクトースを分解しグルコースとガラクトースを生ずる．

3) **タンパク質の消化酵素**　タンパク質はアミノ酸の結合を切り離す役割をもった以下の消化酵素でペプチドになり，その後ペプチダーゼでアミノ酸を生ずる．

- **ペプシン**：胃から分泌されるタンパク質の分解酵素で，胃酸のもとで作用する．
- **トリプシン**：膵臓から分泌され，タンパク質を分解する酵素である．
- **キモトリプシン**：膵臓から分泌され，タンパク質を分解する酵素である．

4) **脂質の消化酵素**　食物中の脂質の95％は脂肪でそのほとんどがトリグリセリドである．他にはコレステロールやリン脂質，さらに脂溶性ビタミンも含まれる．

- **リパーゼ**：膵臓から分泌され，脂肪をモノグリセリドと脂肪酸に分解する．

5) **吸収経路**　消化酵素で分解された栄養素のうち，水に溶ける**グルコース**などの糖質や**アミノ酸**は小腸における絨毛の**毛細血管**で吸収され血液の成分となる．その後は，腸間膜静脈，門脈を経て心臓へ入る．また，水に溶けにくい**脂質**はリポタンパク質であるキロミクロンとして**毛細リンパ管**に入り，その後は乳糜管，胸管などのリンパ管を経て最終的に静脈へ合流し血液の成分となって心臓へ入る．

6) **血中の栄養成分**　血液中のグルコースは**血糖**，アミノ酸は**遊離のアミノ酸**（アミノ酸プール），脂質は密度の異なる**リポタンパク質**として運ばれる．臓器ではこれらの栄養成分を必要に応じて取り込み利用する．

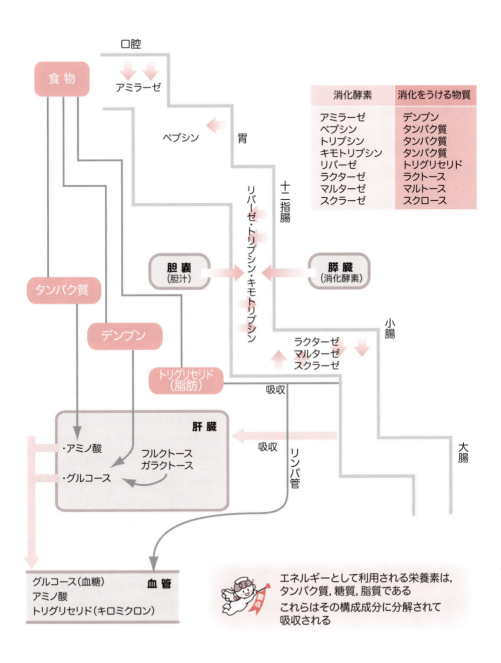

a.3　消化器を支える周辺臓器

1) 膵臓の働き　膵臓には二つの機能がある．第一はエネルギーとなる3種類の栄養素に対する消化酵素を分泌していることである．すなわち，アミラーゼ（デンプンの消化酵素），リパーゼ（脂肪を分解する酵素），トリプシン（タンパク質を分解する酵素），キモトリプシン（トリプシンとは異なる部分に作用する，タンパク質を分解する酵素）などである．第二には，膵臓から分泌されるホルモンがあって糖質代謝の重要な調節をしていることである．そのホルモンは血糖を低下させるインスリンと血糖を増加させるグルカゴンである．

2) 胆嚢と胆汁　胆嚢は肝臓でつくられた胆汁を一時的に貯蔵しておくところである．その成分は胆汁酸，ビリルビン，コレステロールなどで，食物が十二指腸に送られてくるとリパーゼの分泌にあわせて胆嚢から分泌される．胆汁の働きは脂肪が消化されやすいように小さな油滴にすることでリパーゼの作用を助けている．

3) 肝臓の働き　肝臓は血液が多量に流れるので血流量を調節する役割をもつ．さらに血液が肝臓の中を流れるうちに身体内の物質を変化させるので，化学工場のような役割もしている．代謝機構の中心である肝臓は以下の代表的な代謝のほかに，ビタミンの代謝，血液凝固因子の合成なども行う．

- タンパク質代謝：アルブミン，グロブリン，フィブリノーゲンなど，その他多くのタンパク質が合成される．さらに重要な窒素化合物やペプチドもつくられる．また，アミノ基から生じたアンモニアを尿素に変える尿素サイクルも肝臓にある．
- 糖質代謝：グリコーゲン合成と貯蔵，解糖系やクエン酸サイクル，さらに糖・脂質・タンパク質相互の代謝調節で血糖維持やエネルギー代謝に関与している．
- 脂質代謝：トリグリセリドやコレステロールの代謝をはじめ，リポタンパク質の代謝も関係する．また，コレステロールからは胆汁酸やホルモンも合成される．
- ビリルビン代謝：ヘモグロビンのヘムに由来し脾臓（ひぞう）でできた間接ビリルビンは，肝臓で直接ビリルビンに変化する．この物質が胆汁の成分の一つとなっている．
- 解毒機構：身体にとって有害な物質が入ってくると肝臓はその作用をおさえるために化学変化させて体外に排出するように働く．薬物もその対象となるため薬の服用が大量，あるいは長期になると肝臓の負担が大きくなり肝機能低下がおこる．

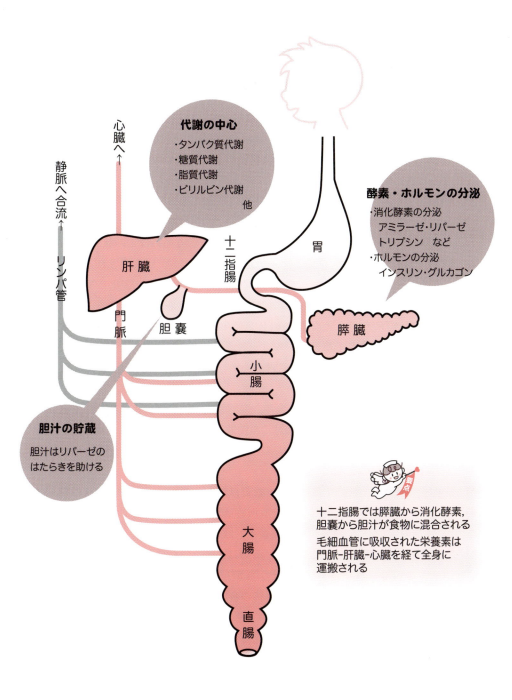

b. 身体と食物の利用（1）——エネルギーと生命活動

b.1 グルコースの代謝

1) **血糖とエネルギー**　血液に含まれている**グルコース**は**血糖**とよばれ，**全身の臓器にエネルギーの供給をする役割**をもち，最後には二酸化炭素と水に変化する．さらに脂肪の合成，核酸の材料となる五炭糖の合成，グルクロン酸（解毒機構で必要となる物質）の合成にも利用される．

2) **解糖系**　グルコースがピルビン酸を経て乳酸に至る変化であって，**酸素なし**でエネルギーを利用できる特徴をもっている．この過程ではグルコース1分子から2分子 ATP をつくりだすことができる．マラソンの走り始めはこの状態に近い．

3) **TCA（クエン酸）サイクルと電子伝達系**　**酸素が十分**供給されるようになると，グルコースはピルビン酸に変化した後にアセチル CoA に変化し **TCA（クエン酸）サイクル**で効率よく酸化され**二酸化炭素**を生じ，さらにエネルギーを保有する物質である **ATP** をつくりだす．ATP を産生する反応はミトコンドリアで行われ，呼吸により供給される酸素をグルコースがもっていた**水素**に渡して体内で**水**を生ずる反応（**電子伝達系**）とともに進められ，グルコース1分子から約30個の **ATP** がつくられる．

4) **グリコーゲンの合成と分解**　食後，**血糖増加**の時にはグルコースは貯蔵物質である**グリコーゲンに合成**され，反対に**血糖低下**の場合は貯蔵されている**グリコーゲンが分解**される．これらはホルモンの作用で調節されるため，一時的な変化が生じても**血糖値は一定の範囲に維持される**．

5) **糖新生**　血糖を維持するために，糖質以外からグルコースを用意する代謝経路であり，グルコース合成の材料となる物質は**乳酸**，**グリセロール**，**アミノ酸**である．血糖増加のホルモン，グルココルチコイドはこの代謝を亢進させる作用がある．

6) **血糖調節とホルモン**　血糖を下げるのは**インスリン**の作用である．すなわちグルコースを組織に取り込ませること，肝臓や筋肉でグリコーゲンを合成すること，グルコース分解を促進すること，脂肪の合成を促すことなどの作用で血糖低下がもたらされる．**血糖を上げる**ホルモンは多数知られる．**アドレナリン**と**グルカゴン**は肝臓のグリコーゲン分解に，グルカゴンと**グルココルチコイド**は糖新生に関与し血糖が増加する．また成長ホルモン，甲状腺ホルモンにも血糖上昇作用がある．

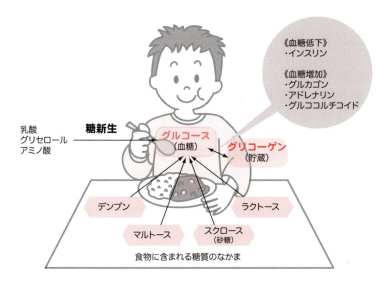

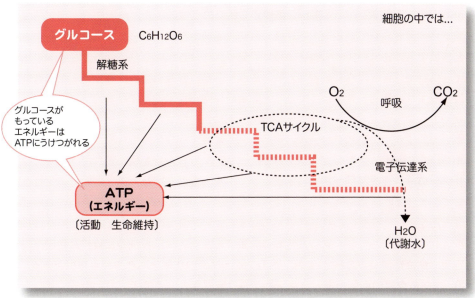

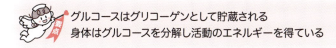

b.2 エネルギー物質の相互変化

1) <u>糖質の過剰摂取</u>　糖代謝はエネルギーに関する代謝の中心である．脂質代謝，タンパク質・アミノ酸代謝も糖質代謝と接点をもっている．これはエネルギー不足の場合に備えて好都合なことであるが，一方で過剰の摂取は脂肪の蓄積につながる．すなわち，グリコーゲンが十分に蓄積された状態であって，さらに過剰な糖質が摂取された場合には，運動などで消費されないかぎり，脂肪やコレステロールへ合成されてしまう．その分岐点となるのはグルコースが代謝されて生じたアセチルCoAである．この物質をスタートとして脂質合成が進み脂質異常症，動脈硬化，肥満などをおこし，やがてメタボリックシンドロームの状態になる．

2) <u>脂質の過剰摂取</u>　食事から摂取する脂質のうちほとんどが脂肪（トリグリセリド）で占められている．上記のように糖質の過剰摂取によって合成された脂肪と食事による脂肪はいずれも脂肪組織に貯蔵され，いざという時は分解されてエネルギー供給ができるように利用される．これが本来の貯蔵脂肪の役割であるが，過剰に摂取すれば脂肪の蓄積は多くなり，肥満の傾向を促すことになる．

　一方，食事によるコレステロール過剰摂取は血中のコレステロールを増加させるといわれるが，コレステロールは吸収される量よりも身体内で合成される量のほうが多い．しかも，摂取したエネルギーやコレステロール量も反映されたうえで，**コレステロール合成過程が複雑に制御**されている．また，胆汁の成分として消化管を経て便に含まれ身体の外に出ていく点は脂肪と全く異なっている．脂質にはおいしさを増すという味覚面の特殊性がある．また食材として肉を摂取した時に同時に摂取されやすい．おいしく食べることは大事であるが，健康保持のために食物成分の理解と**生活習慣**全体を振り返ることは必要である．

3) <u>タンパク質の過剰摂取</u>　タンパク質は吸収されるとアミノ酸となって私たちの身体をつくるとともに各種の重要な物質の材料として使われる．その後，身体で役割を果たしたアミノ酸が新たなアミノ酸に入れ替わる時に，アミノ基のとれた残りの部分は糖質あるいは脂質代謝に合流して最終的にはエネルギーとして利用される．したがって，タンパク質のとりすぎも過剰のエネルギーをとったことになるため，運動不足であると脂質合成が増加することになる．

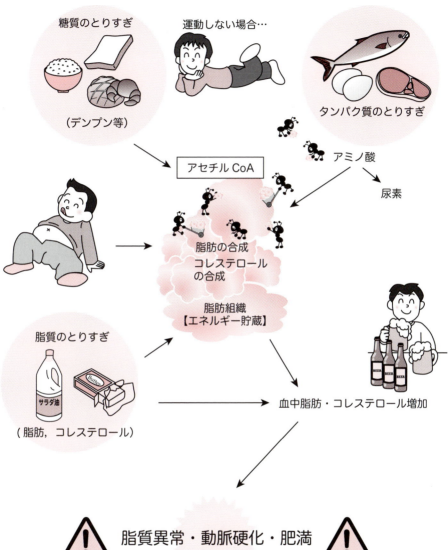

b.3 ATPと生命活動

1) **エネルギーとは**　　エネルギーは物理学の世界でいう仕事量のことであり，**熱**だけでなく，**光，力，化学変化，電気**などいろいろな状態に変化をするという特性をもっている．実は身体内においても同様に，どのようなエネルギーの利用にも対応できる化学物質が存在する．それが ATP であり，食物から得たエネルギーはこの物質に一時的に預けられ，あらゆる生命活動のエネルギー供給に関与している．

2) **化学物質としての ATP**　　ATP とよばれる**アデノシン三リン酸**は高エネルギー化合物の一種であり，リン酸の部分に一般の結合よりも**多くのエネルギーを蓄え**ている．ATP は分解されると ADP（アデノシン二リン酸），AMP（アデノシン一リン酸）へと変化し，それぞれ1個ずつリン酸を生じる．その際**生じるエネルギーは身体内で必要な**熱，光，力，化学，電気などの**エネルギーに変化し利用**される．

3) **ATP が利用される代表的な例**

①代謝と ATP：身体内の**化学反応**の多くは，**ATP によるエネルギーの供給を受けて進行する**．例えばグルコースが体内で最初に分解される時は，グルコース-6-リン酸という物質に変化する．この時 ATP が分解してリン酸をグルコースへ与えるとともに，結合のために必要なエネルギーを供給している．身体内の反応はこのように ATP の関与によって進められるものが数えきれないほど存在する．

②電解質濃度の維持：**細胞膜を境に細胞内液のカリウムイオン濃度，細胞外液のナトリウムイオン濃度**は通常それぞれ反対側よりも高く維持されている．物質の出入りによって変化が生じた時には，ナトリウム-カリウム ATP アーゼが **ATP のエネルギー**を用いて変化をもとの状態に戻すので常に**イオン濃度が維持**されている．

③筋肉と ATP：筋肉の**収縮**には多数の ATP が消費される．その分解で放出されるエネルギーは，アクチンとミオシンと呼ばれるタンパク質でつくられた構造を変化させて，筋肉が収縮する．さらに収縮を続けるには，消費して不足になった ATP を急いで供給する必要がある．この時にはエネルギーの貯蔵物質としての役割をもつ**クレアチンリン酸**のエネルギーが使われ，ADP から ATP が合成される．このようにクレアチンリン酸は筋肉の急な収縮の ATP を補給する役割を果たしており，筋肉に大量に含まれている物質である．

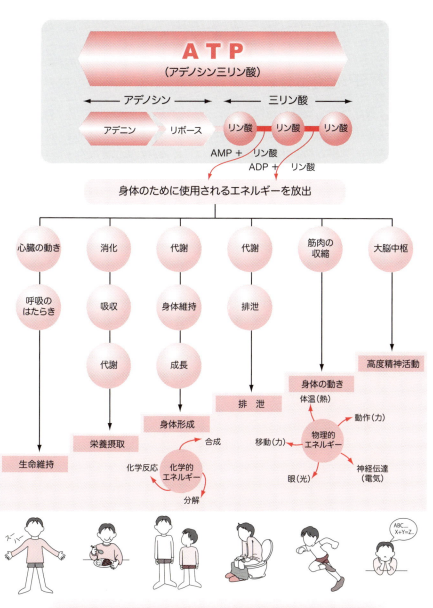

c. 身体と食物の利用（2）——身体内の化学変化

c.1 アミノ酸と身体

1) アミノ酸からつくられる物質　タンパク質はアミノ酸に分解され吸収される．そしてアミノ酸からは窒素を含む特殊な物質が多数つくられる．最後に分解されてエネルギー利用される経路も含めると，アミノ酸の変化は次の4種類の主な流れに分類される．第一に，アミノ酸の利用で最も多いのはアミノ酸を互いにたくさん結合させた物質である**タンパク質やペプチドの合成**である．第二に，多数の特別な窒素化合物の合成で，それぞれは身体内で重要な役割を果たしている．第三に，**アミノ酸のつくりかえへの利用**である．**可欠アミノ酸**については食物からの摂取以外に，身体内で他のアミノ酸からアミノ基を受け取ることによっても新たなアミノ酸合成が可能である．第四はアミノ酸分解の流れで，糖質・脂質代謝を経て**エネルギー利用**されるとともに，**アミノ基が尿素に変化**し排泄される．

2) 身体と代表的なタンパク質　水を除く**身体の構成成分として**タンパク質は大変重要である．特に妊娠期や授乳期さらに成長期も含め，新たな生命の成長や身体の形成時にはタンパク質が合成されるので，それにみあった**タンパク質の摂取**が必要である．そして身体内では臓器などを構成し，各臓器の中で各種の機能を発揮し，生命活動の中心的な役割も果たしている．そこで臨床検査項目の名称としても使用される代表的なタンパク質については，主な働きをぜひ知っておく必要がある．

- **アルブミン**，グロブリン：血液成分の主要タンパク質
- アクチン，ミオシン：筋肉の収縮に関与するタンパク質
- **ヘモグロビン**，トランスフェリン，リポタンパク質：物質運搬のタンパク質
- ペプシン，トリプシン，アミラーゼ，リパーゼ，キモトリプシン：消化酵素
- **免疫グロブリン**：抗体の働きをもつタンパク質
- フェリチン：鉄の貯蔵に関与するタンパク質
- **フィブリノーゲン**：代表的な血液凝固因子

3) 特殊な役割をもつ窒素化合物　アミノ酸から合成され身体内で重要な役割をもつ代表的な物質として，酸素を運搬するヘモグロビンの色素である**ヘム**，筋肉収縮のエネルギー補給に関与する**クレアチン**，遺伝情報における暗号文字の役割をする**プリン塩基**と**ピリミジン塩基**，かゆみに関与する**ヒスタミン**などがあげられる．

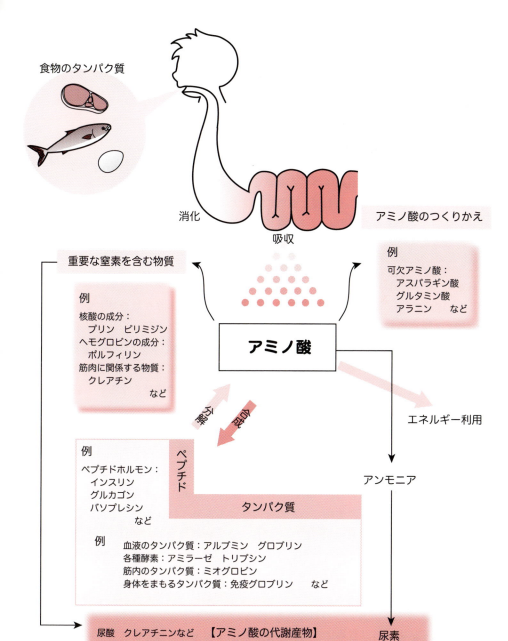

c.2 脂質と身体

1) **身体に含まれる主な脂質**　脂質と脂肪は同意語にも使われるが，厳密には脂質とは水に溶けず有機溶媒に溶ける物質をまとめたよび方で，脂肪は脂質に分類される成分の一つである．そして，血液に含まれる脂質には**脂肪**，**コレステロール**，**リン脂質**などがある．これらは身体を構成する主な脂質でもあり身体各部分で異なる役割をもっている．

2) **脂肪の役割**　脂肪は皮下脂肪や脂肪組織の主成分であり**エネルギー貯蔵**の役目をもつ．脂肪は中性脂肪ともよばれモノグリセリド，ジグリセリド，トリグリセリドの総称であるが，脂肪組織などの成分はほとんど**トリグリセリド**である．

3) **生体膜を構成する主な成分**　細胞をつくる細胞膜，ミトコンドリアなどは生体膜という共通の構造をもつ．**生体膜は，コレステロール，タンパク質，さらに，リン脂質で構成されている**．特にリン脂質はリン酸をその成分にもち，水になじみやすい部分となじみにくい部分の両方があるので，生体膜の特徴となる二重膜をつくるために適した性質をもつ．一方，コレステロールは膜の頑丈さに関与する．

4) **ステロイドホルモン**　ステロイド核という特殊な構造をもつ物質をまとめてステロイドとよび，その代表的な物質がコレステロールである．さらに**副腎皮質ホルモン**，**男性ホルモン**，**女性ホルモン**は主なステロイドホルモンである．これらはコレステロールから合成され，いずれも身体の制御には重要な役割を果たしている．

5) **胆汁酸**　胆汁に含まれている成分の一つであり，特に脂肪の分解酵素であるリパーゼの働きを助ける作用をもっている．この物質はコレステロールが代謝されてできた物質で，いいかえれば**コレステロールが身体の外に出ていく時には胆汁酸となり，最終的に便と一緒に排泄される**．ちなみに，胆汁はビリルビン，胆汁酸を主成分とし，これにコレステロールも混ざって胆嚢に一時蓄えられ，食物の輸送にあわせて小腸へ分泌されるしくみとなっている．

6) **プロスタグランディン**　不飽和脂肪酸のアラキドン酸から**合成され，炎症や痛み**などと関連をもつ物質である．周囲の細胞へ情報を伝達して様々な作用を発揮する．このアラキドン酸という物質は，リン脂質の構成成分として生体膜に含まれている．

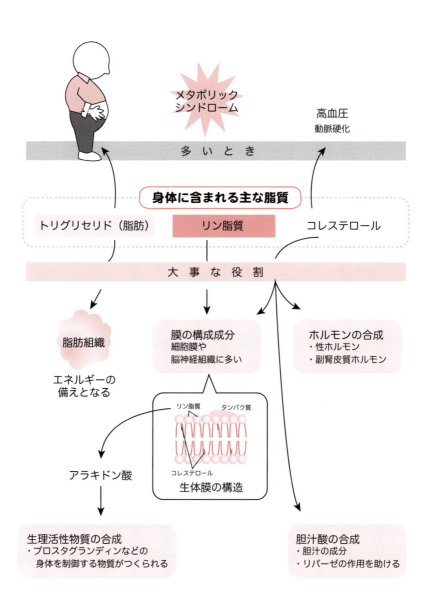

 脂質は身体の中で大事な役割を果たしている
脂質のとりすぎは健康保持のうえで要注意となる

c.3 無機質およびビタミンと身体

1) 無機質の摂取　身体を構成する無機質は微量に含まれるものまであげると大変種類が多い．その中で**特に摂取に注意すべきものはカルシウム，鉄である**．それぞれは不足すると骨粗鬆症や貧血になりやすいからである．**摂取過剰に注意**したいのは**ナトリウムとクロールの結合した食塩**で，高血圧や動脈硬化との因果関係が深いとされている．これ以外の成分については無機質を含む食品に関する知識をもち，気をつけて食事をすれば必要な量は摂取できているはずである．身体に含まれる無機質は主に**骨や歯**および**体液の成分**として役割を果たしている．

2) 骨や歯の成分　身体の形状を保持するうえで骨の働きは重要で，**カルシウム，マグネシウム**との無機化合物（**リン酸**あるいは炭酸との結晶）として含まれ，さらに特殊なタンパク質も加わることにより強靭な構造ができあがっている．

歯についても同様の成分であるが，表面はタンパク質が多くなめらかな**エナメル質**，内部は硬い**象牙質**で噛む力に耐えるような構造になっている．

3) 電解質：陽イオンと陰イオン　血液や細胞の中では無機質は水に溶け，**イオン**というプラスやマイナスに荷電した状態で含まれ電解質とよばれる．また，身体内に含まれる水分は**体液**とよばれ，電解質として細胞の内外を潤し，生命活動を支えているのである．主な成分は **Na，K，Ca，Mg，Cl** などのイオンであり，PやSが体内で酸化されてできた物質の**リン酸イオン**や**硫酸イオン**なども含まれる．

4) ビタミンの働き　それぞれのビタミンは特徴のある働きをもっている．**ビタミンA**は網膜で光を感じる**ロドプシン**の成分となっている．また，**ビタミンD**は**カルシウムや骨の代謝**に関係し，**ビタミンK**は**プロトロンビン合成**に関与する．さらに**ビタミンB群**は代謝を円滑に進める**補酵素**になっている．補酵素とはビタミンがさらに化学変化を受けてつくられた有機化合物で，代謝図に記載されているNAD，FAD，CoAなどがその代表的な例である．最後に**ビタミンC**の代表的な働きは**抗酸化作用**であり，さらにコラーゲンなど結合組織の合成やステロイドの合成にも関与する．**摂取量も多い**ことに気をつけたい．

現代の栄養摂取状況では，国内で典型的な欠乏症にあうことはほとんどないといわれるが，**欠乏症に関する知識や摂取すべき食品に関する知識**は欠かせない．

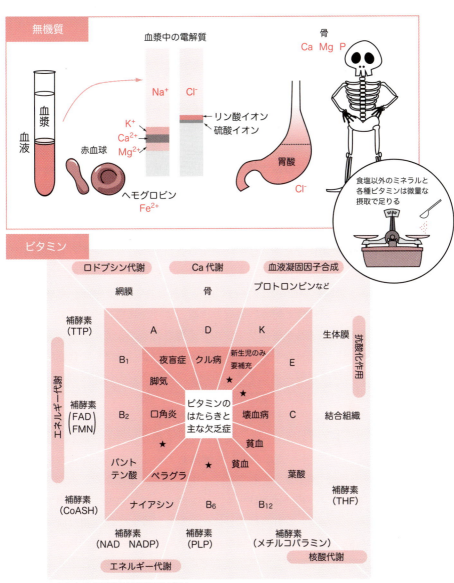

無機質とビタミンは身体の順調なはたらきに欠かせない
無機質とビタミンの摂取は微量で十分である

d. 尿と便——体内物質の分解と排泄

d.1 尿に含まれる物質

1) 尿成分の由来　尿には大きく分けて3種類の物質が含まれて排泄される．すなわち，**水**，**無機質**，**窒素化合物**である．これらは血液中に含まれる物質で，血液が**腎臓**を経由する間に濾過濃縮されて膀胱にためられ尿として排泄される．

　また，わずかであるが尿には**尿沈渣**とよばれる固形成分が含まれる．主なものは**細胞成分と無機イオンの化合物**である．細胞成分には腎臓の上皮細胞や病気と関係する赤血球，白血球，細菌，円柱という特殊な形状物などが観察される．

2) 窒素代謝産物　代表的な尿の成分である尿素，尿酸，クレアチニン，アンモニアなどはまとめて窒素代謝産物（尿中窒素化合物）とよばれる．これらはいずれもアミノ酸からつくられた物質が役割を終了してできたもので，**積極的に排泄**されるべき物質である．腎臓の機能が低下すると血中濃度は高くなる．また，身体も様々な影響を受け，これを**尿毒症**という．各成分は次のような物質に由来している．

- **尿素**：アミノ酸のアミノ基が尿素サイクルで処理されることで生ずる物質
- **尿酸**：アミノ酸からつくられる**アデニンとグアニン（プリン体）**の代謝産物
- **クレアチニン**：筋肉の収縮エネルギーを預かる**クレアチン**の代謝産物
- **アンモニア**：アミノ酸の**アミノ基**に**由来**する物質
- その他：ヘモグロビンのヘムが分解してつくられる**ウロビリノーゲン**，尿特有の黄色を呈する物質であるウロクローム，馬尿酸なども微量に含まれる．

3) 無機質の成分　血液中で電解質として溶解している成分は，身体の状況にあわせて尿に排泄される．**陽イオン**としては，ナトリウム，カリウム，カルシウム，マグネシウム，**陰イオン**としてはクロール，リン酸，硫酸，硝酸，炭酸水素（重炭酸）などの各イオンがある．これらは相互に化合物を形成して塩化物（塩化ナトリウムなど）をはじめ，リン酸化合物や硫酸化合物として尿中に検出される．**ナトリウムイオン排泄の調節は副腎から分泌される**アルドステロン**の作用による．

4) 水分の働き　尿中の窒素化合物や無機質は水により**運搬**され排泄される．腎臓から水分が尿として排泄されることは，身体全体における**水分量や浸透圧の調節**の役割ももっている．腎臓で**水分の排泄**を調節しているのは**抗利尿ホルモン**（バソプレシン）である．

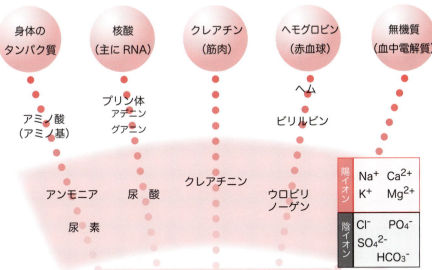

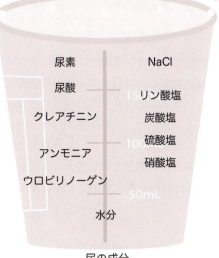

尿の成分

 アミノ酸のアミノ基はアンモニアを経て尿素として排泄される
尿酸, クレアチニン, ウロビリノーゲンもアミノ酸に由来する尿成分である

d.2 胆汁の成分と排泄

1) 胆汁の働き 胆汁に含まれる胆汁酸はまとまりやすい脂肪をより小さな油滴に分散させ，脂肪の消化酵素である**リパーゼの働きを助け**ている．胆汁は胆管から十二指腸の食物に混入され，このように役割を果たした後には**便に含まれて排泄**されることになる．しかも，消化管を経由する間には，**腸内細菌による化学変化**を受けたり，**再吸収**されたりするなど，複雑な動きを伴う．

見方を変えると胆汁は**不要になった**物質の混合液であって排泄される物質でありながら，その間に有効に役立っているということにもなる．

2) 胆汁の成分 胆汁の主成分は水分を除くと**胆汁酸と胆汁色素（ビリルビンなど）**であり，さらにコレステロール，脂肪酸，無機塩類なども含まれる．

このうち，**胆汁酸はコレステロールが代謝された物質**である．一方，**胆汁色素は**ヘモグロビンの色素**ヘムが分解されて生ずる様々な物質**の総称である．胆汁色素のうち代表的な成分としては，黄疸の原因物質であるビリルビン，尿に含まれる成分であるウロビリノーゲンがあげられる．

3) ビリルビンの代謝と排泄 ヘモグロビンを構成する色素であるヘムは脾臓で分解され，**間接ビリルビン**になる．間接ビリルビンは肝臓に送られてくると化学処理されて**直接ビリルビン**になる．ビリルビンは胆汁の成分として**胆嚢**にためられた後に胆汁として排泄される．その後，腸内細菌の作用で**ウロビリノーゲン**などに変化し最後はステルコビリンという褐色の物質となり排泄される．そこで**便の色はビ**リルビンの代謝産物であるステルコビリンの色が大きく影響してくる．

4) 腸肝循環 胆汁の成分は消化管を経由する間に，一部が**再吸収**され肝臓に戻ってくる．すなわち，**ウロビリノーゲン**は再吸収された後に，身体内を血液によって運ばれて**腎臓で排泄**される．これが**尿中ウロビリノーゲン**である．一方，**胆汁酸**も再吸収され肝臓でさらに代謝されて再度排泄される．これが繰り返されるので，胆汁酸は**一次胆汁酸**，**二次胆汁酸**というように変化する．リパーゼの働きが胆汁によって助けられるのはこれらの胆汁酸によるものである．

このように肝臓と小腸の関係から，**胆汁として排泄された成分が再度吸収され肝臓に戻る**という循環を**腸肝循環**とよんでいる．

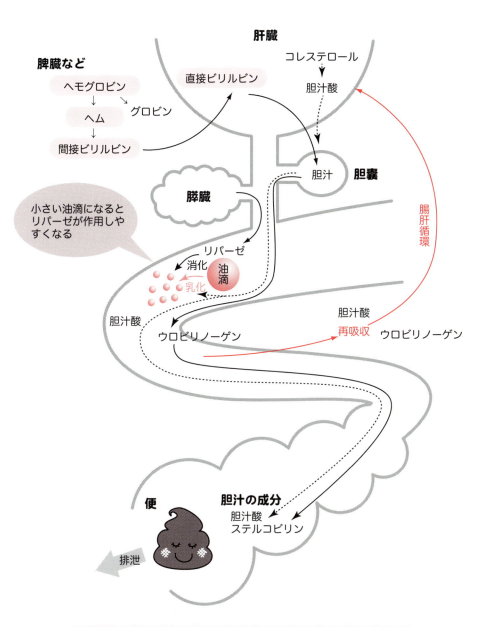

d.3 便通とその変化

1) 糞便の形成　消化管では摂取された食物が消化されながら移動し，身体に有用な栄養素が吸収されていく．最終的には**食物残渣と少量の水分**が残り糞便が形成されるが，**咀嚼**や**消化**の状況により未使用の成分が含まれる可能性もある．さらに食物以外の成分として，**腸内細菌**の死骸，また消化管壁の細胞が新しくなる時にはがれ落ちる古い粘膜細胞などが混入する場合もある．

　大腸の働きは**水分と電解質の吸収**が中心である．消化のために分泌された**消化液の水分と飲み水**などをあわせ，少なくとも数リットルの水は吸収され体内に戻される．このように大腸の中を内容物が移動をするにつれて水分の含有量が少なくなり糞便が形成されていく．そして**下行結腸からS字状結腸に停滞**して排泄に備えている．

2) 排便の機構　腸管の活動状態や糞便の蓄積状態などにより，直腸に糞便が移動して一定の圧を**直腸壁**が感じるとその刺激が中枢に伝わり**便意**となる．排便に関わる一連の**括約筋**の作用は**排便反射**によるが，**大脳にも制御されている**ので排泄に関する準備状態が整った時になって排泄を開始できるようになっている．

3) 便の性状
- 水分量：糞便に含まれる水分は普通 100 mL くらいであるが，便の硬さには健康状態や個人差の影響がある．腸管の活動性や摂取した食物の影響などで，**水分が十分吸収されないで便が排泄されると下痢**となる．
- 色調：通常は便や尿の色については摂取した**食物や薬の影響を受ける**ことを留意する必要があるが，**病気の兆候の場合もある**ので次のような観察に気をつけたい．

〔褐色〕胆汁色素（ステルコビリンなど）の影響で通常は褐色になっている．
〔赤色〕**直腸付近の出血**によることが多い．
〔黒色〕胃や十二指腸など，**上部消化管における出血**は化学変化で黒色となる．貧血の薬（鉄剤）服用，新生児の胎便などは黒色でも問題はない．
〔黄色/緑色〕一般に**母乳栄養児**は便が酸性のため**ビリルビンが酸化**されると黄色から緑色に変化する．人工栄養児の場合，緑色は腸内発酵によるため注意を要する．

- その他：普段と比較した**量や回数の変化**にも注意が必要である．

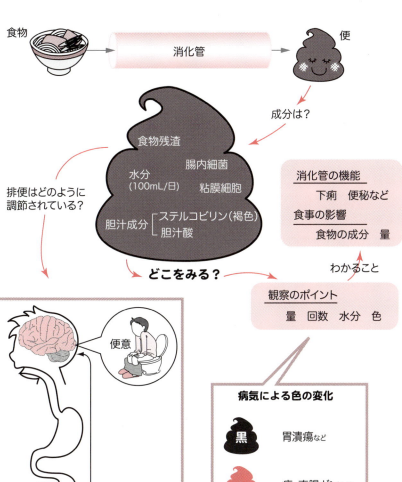

3章　身体の制御：身体を調節するしくみ
a.　円滑な機能の維持——微量物質の関与

a.1　ホルモン

1) **ホルモンとは**　ホルモンは内分泌腺から分泌される化学物質で，血液により運ばれ，作用を受ける臓器（標的臓器）の**受容体**とよばれる部分に結合して働きを調節する．さらに関連性のある**ホルモンの相互作用**により，身体内の諸機能の**恒常性が維持**されている．以下で母性機能関連を除くホルモンを扱う．

2) **ホルモン分泌を制御するホルモン**　下垂体前葉から出るホルモンは生命の育成を支配する傾向がみられる．第一は**成長ホルモン**の分泌で骨をはじめ身体の成長が促進され，身体全体の代謝も活発になる．次に下垂体から分泌される各種の**刺激ホルモン**は身体の状態や変化にあわせて分泌され，その影響で**甲状腺**，**性腺**，**副腎**からホルモンが分泌される．なお，**視床下部**からは下垂体を制御する上位ホルモンが分泌され，常に結果を反映（フィードバック）して調節し直される．また松果体からは日周リズムに関する**メラトニン**も分泌される．

3) **血糖調節に関するホルモン**　血糖を下げるのは**インスリン**で，血糖を上げるのは**アドレナリン**，**グルカゴン**，**グルココルチコイド**などである．これらのホルモンが相互に糖質代謝の流れを調節して血糖が維持される．また，糖尿病はインスリンの作用不足によりもたらされる病気である．

4) **緊急・生命危機に対応するホルモン**　急激な血圧低下，緊張や危機の迫った状態などでは，まず**副腎皮質刺激ホルモン**が分泌され，これに反応して**アドレナリン**，**ノルアドレナリン**が分泌され**血圧上昇**と**血糖増加**が調節される．これらの反応は緊急時に必須の対応である．

5) **カルシウム・リンの代謝に関するホルモン**　**パラトルモン**（上皮小体ホルモン）は**血中カルシウム濃度の維持**に関わる．このホルモンはビタミンDによるカルシウムの吸収を促すとともに**ビタミンDを活性化**し，腎臓におけるカルシウム再吸収とリンの排泄を促す．また，甲状腺から分泌される**カルシトニン**は骨からカルシウムを血中に溶出させる働きを抑制している．

6) **水分・ナトリウムなどの代謝に関するホルモン**　腎臓で水分再吸収を**バソプレシン**（抗利尿ホルモン），ナトリウムの再吸収を**アルドステロン**（ミネラルコルチコイド）が調節し，浸透圧維持や電解質バランスを保持する．

内分泌腺とホルモン

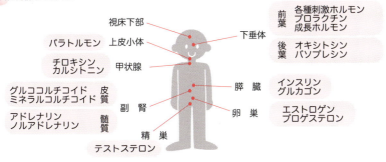

どの作用に関係するホルモンか

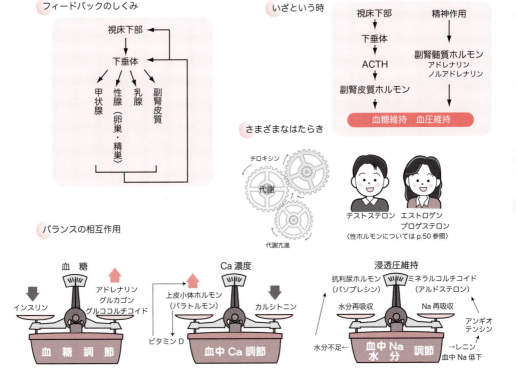

ホルモンという化学物質によって身体が制御される
相互作用には抑制と亢進のホルモンが関わっている

a.2 自律神経

1) 自律神経とは　脊髄や延髄には内臓の機能を調整している中枢が存在し，その中枢機能をさらに総合的に統御しているのが間脳にある視床下部とよばれる部分である．これらの中枢と内臓の各臓器を結びつけている神経をまとめて自律神経とよぶ．いわば，自律神経は内臓の自動制御システムを構成しているケーブルであり，ホルモンとともに身体の恒常性維持機構に関与している．

2) 自律神経の働き　自律神経は交感神経と副交感神経の両方が広く内臓に分布し，各臓器の機能を亢進または抑制する作用を発揮する．すなわち，それぞれの臓器には2色のケーブルが配線され，その機能の亢進と抑制のバランスが最適に調節されているということになる．

各臓器に対する作用の概要としては，身体の活発な働きには交感神経が作用し，反対に身体の休息や回復の過程には副交感神経が作用している．しかし，消化管の活動，涙腺分泌，瞳孔縮小のように副交感神経で機能が亢進するように調節されるものもあるので注意が必要である．身体には恒常性維持の機構が働いているが，過労や精神的負担が大きい状態が継続すると身体の機能も変調をきたし，身体機能が全体に低下した状態に陥ることを自律神経失調症という．過酷な状態におかれると身体の調節機能にも限界があることを知っておきたい．

3) 自律神経の成り立ち　解剖学的には中枢から出た節前神経線維は神経節で節後神経線維につながり，節後神経線維の末端が臓器に接続して作用を発揮する．つまり，神経の信号は神経節において中継されることが自律神経の大きな特徴となっている．交感神経は脊髄に中枢があり，さらに上位の延髄や視床などの影響も受けている．そして脊髄の両脇には神経幹があり，ここを経由して神経線維が臓器に向かっている．一方，副交感神経のうち主なものは脳神経の一つである迷走神経に含まれており，臓器の付近で神経線維を変えて臓器を支配している．

4) 神経伝達物質　神経の信号は神経線維の末端から神経伝達物質が分泌されて次の神経線維に伝えられる．基本的な理解として自律神経の神経伝達物質はアセチルコリンであると考えてよい．ただし，重要な例外として交感神経の節後線維の末端からはノルアドレナリンが分泌され，これは緊急時の副腎の反応にも共通する．

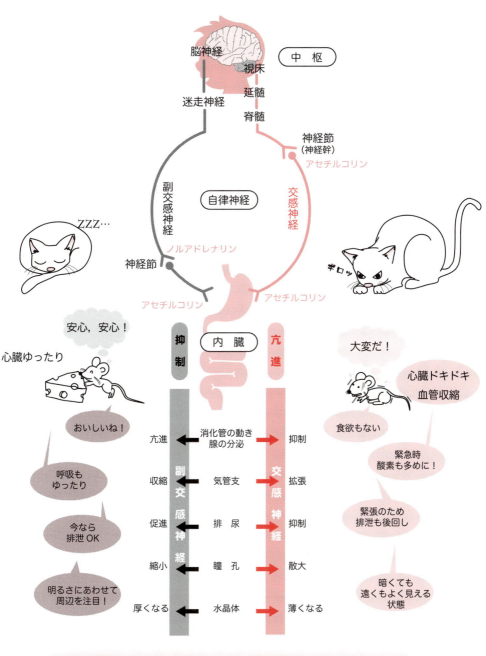

a.3 情報伝達物質

1) **情報伝達物質とは**　身体で情報を伝える役割をもつ化学物質をまとめて情報伝達物質という．これには**ホルモン**や**神経伝達物質**も含まれるが，それ以外に様々な細胞でつくられる特殊な化学物質が情報伝達の作用を発揮して，物質がつくられた細胞自身や近隣の細胞に対して影響を与える場合も知られている．この**局所的な情報伝達物質**については多種類が詳しく明らかにされているが，ここでは最も基本的で，ぜひ知っておきたい代表的なものについて紹介しておく．

2) **サイクリック AMP**　多くのペプチドホルモンの場合，細胞膜にホルモンと結合する受容体という構造がある．そこにホルモンが結合すると特殊なタンパク質の働きで，ATP が**サイクリック AMP** という物質に変化する．サイクリック AMP は細胞内情報伝達系（セカンドメッセンジャー）の代表的な物質で，これに続くタンパク質の活性化と新たな変化による**情報リレー**が促され，ホルモンの効果が現れる．例えば，アドレナリンやグルカゴンの作用にもサイクリック AMP が関与する．

3) **神経伝達物質**　シナプスとよばれる神経線維の連結部分で，神経の信号が次の神経線維に伝えられる時にも化学物質が関与する．代表的な物質として，アドレナリン，ノルアドレナリン，アセチルコリンなどがある．

4) **プロスタグランディン**　プロスタグランディンは，細胞膜成分の不飽和脂肪酸である**アラキドン酸**からつくられ，血管や粘膜に多様な**局所制御**の情報を伝える．作用を受ける主な組織には血管や子宮，気管支などがあり，働きは化学構造の違いにより異なる．

5) **アンギオテンシン**　**血圧上昇**に関係するレニン-アンギオテンシン-アルドステロン系という一連の情報伝達のしくみがある．血中ナトリウムの低下で腎臓から分泌される**レニン**はアンギオテンシンを増加させる．これが副腎に作用し**アルドステロン**が分泌され，ついで腎臓でナトリウムが再吸収されて血中濃度が増加する．

6) **ヒスタミン**　アレルギーをおこす物質で，組織に定着した好塩基球である**肥満細胞**から分泌され周囲の組織に影響を及ぼす．同時に神経も刺激され，これがアレルギーによる**かゆみ**となる．一方，興味深いことにヒスタミンは胃の**塩酸分泌**促進にも関与することが知られている．

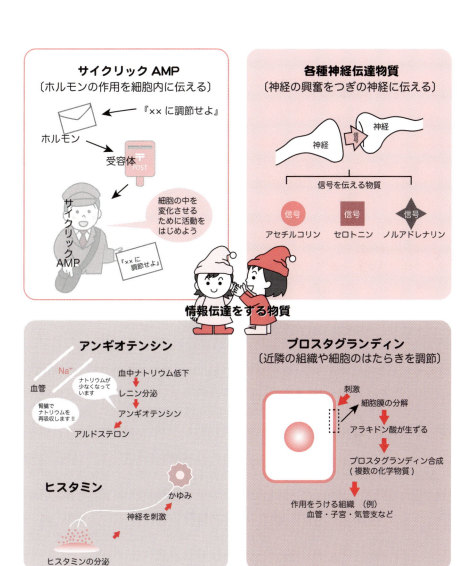

b. 遺伝——身体形成過程の指令

b.1 遺伝情報の化学

1) 遺伝を担う化学物質　バイオテクノロジーが生活や医療において活用されるようになった現代では，DNA や RNA は一般の人も知る言葉となっている．**核酸**としてまとめられるこの2種類の物質は細胞の中で遺伝情報の伝達と実現に関わりをもつ．特に **DNA** は **染色体の成分** であって，特定の領域が **遺伝子としての働き** をもっている．一方，**RNA** は遺伝子の指令を実現する **タンパク質合成** に直接の関わりをもっている．

2) 核酸の構成成分　DNA と RNA は **ポリヌクレオチド** とよばれる高分子化合物である．ポリヌクレオチドとはヌクレオチドがたくさんつながってできている物質という意味であるので，DNA と RNA は類似した物質といえる．しかし，DNA は一対，すなわち **2本鎖** のポリヌクレオチドで構成され，しかも **二重らせん構造** である．これに対し RNA は **1本の鎖** でできている．

　ヌクレオチド は有機塩基，五炭糖，リン酸で構成される．このうち，遺伝情報に関与するのは有機塩基の部分で，五炭糖とリン酸はポリヌクレオチド鎖の構成に関係している．ヌクレオチドの構成成分は重要な基礎知識で，特に有機塩基である **アデニン**，**グアニン**，**シトシン**，**チミン** は DNA の **遺伝情報の暗号** としての働きをもつ物質として重要である．RNA の暗号はチミンに代わり **ウラシル** が加わった4種類である．さらに，RNA の五炭糖は **リボース**，DNA の五炭糖は **デオキシリボース** である．

3) 複製　細胞が分裂をして増えていく過程は，ヒトや多くの生物において同じ原理で進められる．すなわち，細胞の中に存在する核が分裂し，**新たな細胞の核を形成** していく．その際におこる DNA の変化が複製である．すなわち2本の鎖で構成されている DNA は，それぞれの鎖に分かれ，不足している側の鎖を新たに補充する作業が行われ，これを **半保存的複製** とよんでいる．

4) 染色体　染色体は DNA の鎖とヒストンとよばれるタンパク質を成分とし，**細胞分裂の時に核に現れ遺伝に関与する**．膨大な情報を効率よく収納する特殊な構造を保持しており，通常は染色質として核に存在する．染色体数は生物の種により異なり，ヒトは両親から **X と Y の性染色体を含めた23対の染色体を受け継ぐこと** により，両親のもつ特性の継承と性の決定が実現される．

DNAとRNA

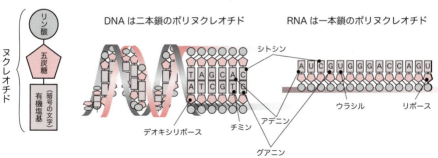

染色体・遺伝子・DNAの関係

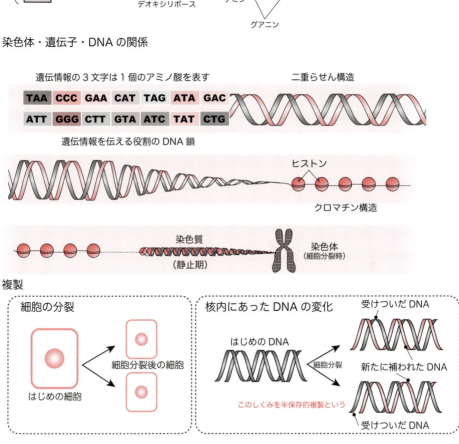

複製

DNAは染色体の成分で遺伝情報とそれを伝える役割をもつ
RNAはDNAのもつ情報にしたがって, タンパク質の合成に関与する

b.2 遺伝子とタンパク質合成

1) 遺伝情報の暗号　遺伝による身体の機能や構造の支配は，**多数のタンパク質合成のしくみによって実現**されている．DNAの暗号は4種類の有機塩基であるアデニン(A)，グアニン(G)，シトシン(C)，チミン(T)によって構成されている．暗号による**連続した3文字は，1個のアミノ酸を表す**ので，遺伝子の働きをもつDNAの鎖はタンパク質のアミノ酸配列に関する指令をもっていることになる．さらにつくられるタンパク質制御のしくみも指令としてDNAの鎖に含まれており，大変複雑な過程を経て私たちの身体が形成され機能している．

2) 転写　DNAの指令にしたがったタンパク質合成のために，情報伝達の役割をもつ**メッセンジャーRNAがつくられる過程を転写という**．この過程は核において行われ，DNAの情報はコピーされ，アデニン(A)，グアニン(G)，シトシン(C)，ウラシル(U)の暗号で構成されたメッセンジャーRNAがつくられる．

3) リボソーム　リボソームは細胞内の微細な粒状の装置で，特殊なタンパク質とリボソームRNAで構成され，その機能は**タンパク質の合成**である．DNAのもつ遺伝情報をもとにして，**メッセンジャーRNA**，**トランスファーRNA**，リボソームを構成する**リボソームRNA**，の各RNAの働きによりタンパク質合成が実現する．

4) 翻訳　**遺伝情報に基づきアミノ酸が結合される過程が翻訳である．**その詳細は，まずリボソームでメッセンジャーRNAの暗号3文字（**コドン**）が読み取られる．次に，トランスファーRNAが運び込んだアミノ酸は**配列の情報に一致**しているかが確認され，最後に合成中のアミノ酸の鎖（ペプチド）の末尾にそのアミノ酸が**結合**される．この繰り返しでアミノ酸の鎖は延長しタンパク質ができあがる．

このようなしくみでタンパク質が遺伝情報にしたがって合成され，同様の過程が多数関与したうえで，一つの特徴ある機能や形態が実現される．しかも身体ではこれらの複雑な機構が驚くほどの精度で実行されているのである．

5) 遺伝子に関する技術　遺伝に規定されていることは本来人間の側から手出しのできない世界であった．しかし，最近では遺伝子そのものを制御する技術の恩恵を，限られた範囲ではあるが医療分野で活用できることが可能な時代となった．**遺伝子工学**により利用可能となった**医薬品**，**遺伝子治療**などがその例である．

まっすぐな髪になったのは・・・

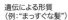
遺伝による形質
(例:"まっすぐな髪")

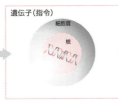
遺伝子(指令)

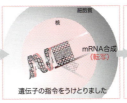
mRNA合成
(転写)
遺伝子の指令をうけとりました

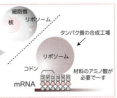
タンパク質の合成工場
コドン
mRNA
材料のアミノ酸が必要で〜す

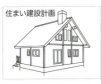
住まい建設計画

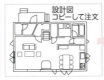
設計図
コピーして注文

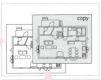
copy

完成！

建築にたとえるなら

職人集め

"お母さんと同じ"

いよいよ建設

道具を準備

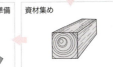
資材集め

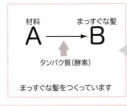
材料 A → B まっすぐな髪
タンパク質(酵素)
まっすぐな髪をつくっています

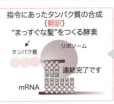
指令にあったタンパク質の合成
(翻訳)
"まっすぐな髪"をつくる酵素
↓
タンパク質
リボソーム
連結完了です
mRNA

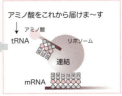
アミノ酸をこれから届けま〜す
↓
アミノ酸
tRNA
リボソーム
連結
mRNA

まっすぐな髪をつくりあげる酵素（タンパク質）がつくられたから

遺伝子のはたらきによって

要点：遺伝の形質は，核酸の働きによるタンパク質の合成により実現される
転写によりmRNAがつくられ，翻訳によりタンパク質が合成される

b.3 遺伝子と病気に関するキーワード

1) 遺伝子と病気の原因　ヒトの染色体の研究が進められ，DNA鎖の塩基配列の特定部分が遺伝子として働き，病気とどのように関係しているかが次第に明らかになってきている．DNA鎖上の遺伝子の位置に限らず，従来は体質などの要因と扱われていたものまで4種類の塩基配列（暗号）によってしくまれているのである．実際には，**遺伝子の指令が身体の形状や機能に現れるまでに，複雑で多数の過程が介在している**．代々受け継がれた特徴や機能は実現されるはずであるが，ごくまれに大自然の行う作業過程のどこかで予定とは異なる処理がなされることがあり，正常とは**異なる形態や機能が生じる**．遺伝子が関与する病気の頻度は非常に低いが，原因と治療法の面ではまだ研究の余地が多い．

2) 遺伝子異常　遺伝子異常とはDNAのレベルで通常とは異なった塩基配列になっているために，その情報にしたがって異なったタンパク質ができる場合や，タンパク質が全く合成されない場合をいう．例えば鎌状赤血球貧血では遺伝子の暗号1個が異なるためアミノ酸組成が1個だけ異なる異常ヘモグロビンができ，特徴的な三日月型の赤血球になる．また，**先天性代謝異常は，つくられるはずの酵素タンパク質が合成されないという特殊な状態によるものである**．そのため，特殊な中間代謝物が血液や尿に多く含まれ，その影響で身体にいろいろな症状が出る．そのうちの代表的なフェニルケトン尿症の場合には，フェニルアラニン制限をした食事療法が可能なのでマススクリーニング検査で早期診断が行われている．

3) 染色体異常　代表的な出血性疾患である**血友病**はX染色体の遺伝子異常によるもので，女性を介して男性に発症する．このような特殊な遺伝は**伴性遺伝**とよばれる．また，染色体の数が原因となる病気もあり，X染色体の短腕1本だけをもつターナー症候群，21番の染色体を3本もつダウン症候群などが有名である．

4) ガンと遺伝子　**ガン原遺伝子**は正常細胞のDNAに含まれている．このガン原遺伝子が変異をおこし細胞の増殖の制御ができずにガン化することがある．この変異した遺伝子を**ガン遺伝子**という．一方，発ガンを抑制する**ガン抑制遺伝子**も存在することがわかっている．ガン細胞には自律した細胞増殖停止機構が失われている．ガンが見つかる程度になるにはガン細胞に変化してから長い時が経過している．

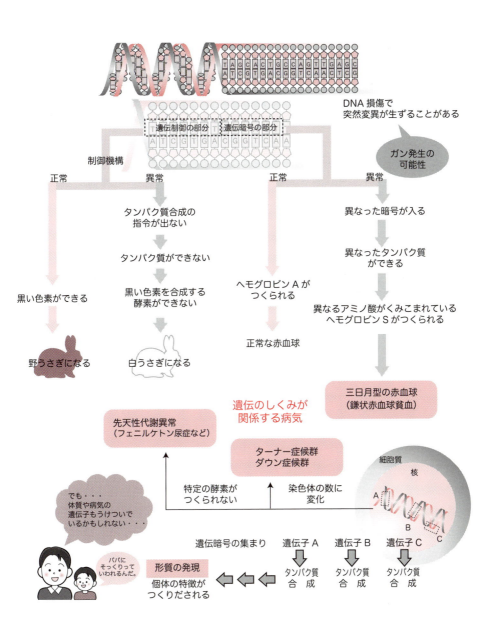

c. 成長——守られて育つしくみ

c.1 妊娠から授乳期までのホルモン作用

1) 生殖・母性機能とホルモン　性ホルモンは大人としての身体の機能や働きに関与する．総合的な調節は下垂体，視床下部で，さらに上位中枢からも影響を受け，新たな生命誕生過程に関与する．特に母性機能は月経，妊娠の成立，継続，出産，授乳という連続した変化の過程で多数のホルモンの相互作用に支配されている．以下は母性実習で避けられない基礎知識である．

- **テストステロン**：下垂体の性腺刺激ホルモンの働きで精巣から分泌され，男性らしさに関わる機能をもたらすとともに精子形成を促す働きがある．
- **エストロゲン**：下垂体前葉の卵胞刺激ホルモンの支配を受け卵巣の卵胞から分泌され，**卵胞ホルモン**ともよばれ**性周期の維持**に関与する．性周期前半には卵巣に作用して卵子の成熟と子宮内膜の成長を促して妊娠可能な準備を整える．一方，骨からカルシウムが血液に溶出することを抑える作用があり，閉経期にこのホルモンの分泌が少なくなることが**骨粗鬆症**と関係するとされている．
- **プロゲステロン**（ゲスターゲン）：下垂体前葉の黄体形成ホルモンの支配を受けて，排卵後の卵巣に黄体ができる．そこから分泌されるので，**黄体ホルモン**ともよばれる．**性周期後半**に受精卵の着床準備と**妊娠状態の維持**に関与する．
- **ヒト絨毛性ゴナドトロピン**：胎盤の絨毛から分泌されるホルモンで**妊娠状態の維持**に関与する．すなわち妊娠はこのホルモンとプロゲステロンとの両方で維持される．また，このホルモンは妊娠していることを検出するときにも利用されている．
- **オキシトシン**：出産の過程で作用するホルモンである．妊娠最終過程で**下垂体後葉から分泌**され，**子宮を収縮**させる作用がある．
- **プロラクチン**：催乳ホルモンともいわれ出産後に乳腺に作用し**乳汁分泌**を促す．

2) 母親と児の健康　新たな生命は母親とのつながりにおいて成長を継続していく．すなわち，妊娠期には母体から栄養補給を受け**約 280 日の妊娠の期間**を経て出産となる．さらにその後も，順調な児の発育経過は授乳に向けた母体の良好な栄養摂取のうえに成り立っている．したがって妊娠から授乳期における母親の総合的な健康状態は胎児や新生児・乳児の健康と成長を大きく左右するため，**検診**や**生活指導**を受けることが望ましい．

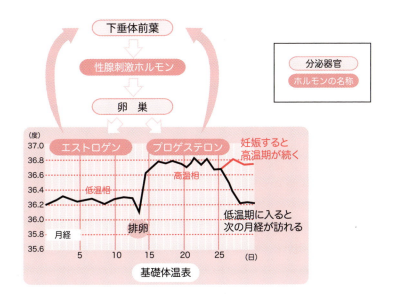

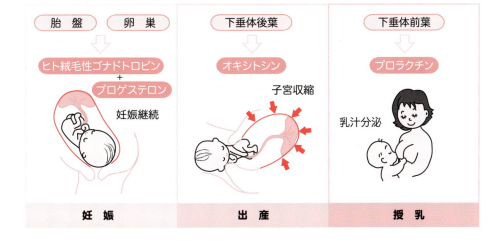

赤ちゃんの生命はいろいろなホルモンによってまもられている
お母さんの身体は下垂体などから複雑な支配をうけている

c.2 胎児胎盤循環

1) 胎盤　　受精卵を生育させる基盤となるのが**胎盤**である．これは厚くなった子宮内膜と受精卵に由来する卵膜が互いに入り組んだ構造で，妊娠期間中に保持され，出産時には胎児とともに娩出される．胎児は母親の子宮内にあって胎盤と臍帯を経由して酸素と栄養の供給を受けている．すなわち胎盤は，母体の血液に含まれる**酸素と栄養物を胎児へ供給し，胎児内で生じた二酸化炭素や代謝産物の受け取りをしている**．微細な膜の構造による胎盤は母体と胎児の間に存在する仕切りであるが，互いの血液の混交は避けられている．しかし，母体の**免疫**（**抗体**）は，比較的大きな物質でありながら，例外的に胎盤の構造を通過して胎児に渡される．新生児期はそのおかげで感染に対する抵抗性をもち，それは生後6か月程度継続される．

　血中に取り込まれた**分子量の小さい物質は胎盤を通過する**ため，母体が有害物質を取り込むと胎児に影響が出てくる．特に妊娠期の**薬投与**は慎重に行われる．生活面では**たばこ**の有害性が指摘され低体重児の原因となることが多い．さらには残留農薬のような微量な有害物質も通過することが知られている．このように胎児は母体の影響を受けやすいことに十分配慮することは，子供の将来の健康面にも影響するので大変重要である．

2) 臍帯　　臍帯は，動脈血を胎児に送り込む**臍静脈**1本と，胎児から戻ってくる2本の**臍動脈**から成り立っている．出産時には結紮して切断され，胎児側に残った部分がいわゆる**臍の緒**である．臍部は**感染予防**の処置が行われるとともに，臍の緒が脱落していくまで経過観察される．ところで従来は，臍帯は胎盤とともに廃棄されていたが，最新の医療では骨髄移植にかわる材料などとして**臍帯血の利用**や保存が試みられるようになってきている．

3) 胎児循環　　胎児の**心音は20週くらいから聴取**できるようになるが，**心臓の働きは未完成**の状態で血液循環の中心にはなっていない．したがって胎児の体内には，大動脈と肺動脈の間を結ぶ**動脈管**や臍帯静脈が下大静脈に合流するまでの**静脈管**のように，通常の循環器とは異なった構造が含まれ，ごく**一部を除き，ほぼ全身**において**動脈血と静脈血とが混合した状態で循環**している．生まれる頃には心臓の構造も完成し，出生と同時に肺呼吸が開始する．

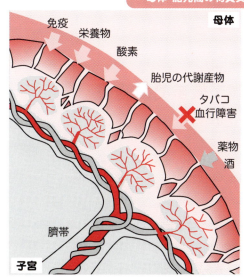

母体-胎児間の物質交換

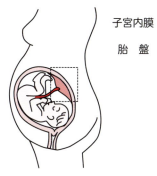

子宮内膜　胎盤

胎児の循環系は未完成の状態

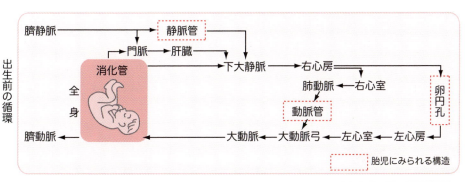

出生前の循環

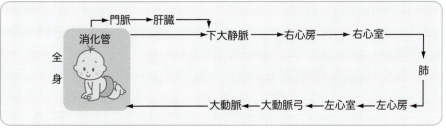

出生後の循環

胎児は母体から胎盤を経由して酸素と栄養を供給される
胎児の順調な発育のために母親の栄養摂取，健康管理が重要である

c.3　満1歳までの経過

1) はじめての誕生日　　個人差はあるが，生まれてからおよそ1年が経過する前後には幼児は歩き始めることが多い．ほとんどが睡眠時間であった生まれたばかりの頃に比べると365日後の成長発達はすばらしい．しかし，日々の進歩や変化は，ややもすると「いつの間にか大きくなって」ということになって足跡すら残らないものである．幸いにも右ページに克明に継続されている成長の記録を紹介することができた．すくすくと育っていく過程は**個人差**があるものの，**一定の範囲内**で同じような成長をとげていくことが観察されるであろう．

2) 新生児・乳児の成長に関わる儀式の背景　　七五三は子供の健やかな成長を祝うものであるが，同様に日本には満1歳を迎えるまでにもいろいろな祝い事があった．それは幼くして亡くなる幼児が多かった時代に，両親やその周囲の人々が幼児の健康と成長を願うとともに互いの結びつきを強める機会にもなっていた．初節句は特にその傾向が強い．当然ではあるが，このような祝い事は子供の身体の成長にあわせているといえる．例えば「宮参り」は外出可能になる頃である**生後100日**，「食い初め」は歯の生え始め，すなわち**離乳食開始**の頃，そして満1歳の誕生日には地域による特殊な祝いの儀式が行われていたようである．

3) 潜んでいる危険性　　0歳児期に受診する病気を統計的に調べると**呼吸器系疾患**が圧倒的に多く，中でも急性上気道感染症，ついで気管支炎，喘息などがあげられる．そのほかには皮膚の病気，腸管感染症，耳などの病気が指摘される．生後間もなく発症する**新生児黄疸**は通常問題なく経過する症状であるが，医療の側面からは**核黄疸**のように重症な病気との区別が重視される．

4) 平均寿命をのばした要因　　日本の平均寿命は1950年代以降著しくのびて世界第1位となっている．その要因には，**乳児死亡率**が大きく減少したことも影響した．最近の調査結果によると0歳における死因の半数は先天性（奇形，染色体異常など）の病気と周産期（出産前後）の呼吸障害で占められている．医療技術はかつて命取りとなった呼吸器系疾患や未熟児の状態にも治療効果を発揮し，死亡率を低下させてきている．満1歳を迎えることが遠い昔には大変困難であったことは一般には気づかれずに経過してよいが，医療関係者としては危険性を認識しておきたい．

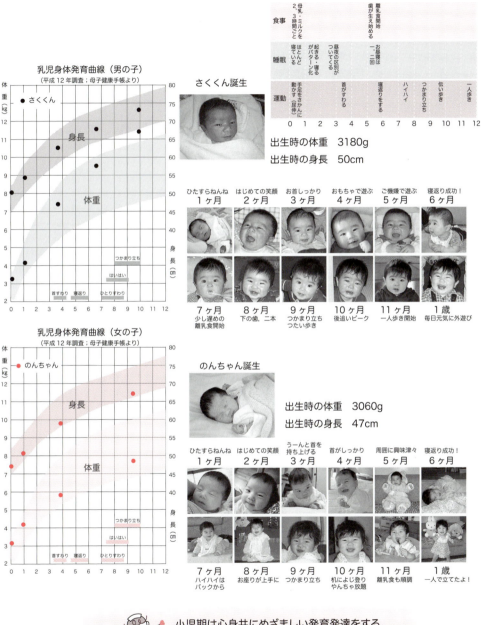

小児期は心身共にめざましい発育発達をする
個々に異なる成長過程を尊重して見守ろう

c.4　順調な発育・発達

1) 食事の量とバランス　成長期の順調な発育発達には食事が基礎となり，特に**タンパク質**，**カルシウム**，**鉄**，**ビタミン**に重点をおきながら，バランスよい摂取が望まれる．さらに，1回の摂取量が少ないために必要なエネルギーを確保するには補いとしての**間食**も大事である．好き嫌いなくなんでもおいしく食べられる食習慣の形成には小児期における家庭環境の役割が大きい．

2) 活動性　**身体の発達**とともに遊びとしての運動がより活発になってくる．活動性の増加は身体の発達にも好ましい刺激となる反面，危険性も増加することになる．見守る立場としては安全を目標におきながら，**遊具**，**活動環境**，**仲間**との関わりなどを考慮することが望ましい．それは，子供が**遊びの中で学びも得ている**ためで，本人がもつ興味や関心を尊重しながら楽しめることが大切である．

3) 免疫　小児期に多く，流行しやすい病気が**感染症**である．多くが高熱を伴い，体力の少ない小児にとっては生命の危険を伴う場合もあるので，小児に予防接種を受けさせることは欠かせない．予防接種によって多くの人がその感染症に罹りにくくなり流行がおさえられること，また接種から免疫ができあがるまでには時間が必要とされることなども含め，小児の健康状態を気遣う者には**正しい予備知識**が必要である．

4) 育まれる者　「すくすく育つ」という表現があるように，小児は発育を特徴とし発達を伴って成長していく．このような特性を当たり前と考えやすいが，小児は成人とは異なる特徴をもつ対象なのである．そこで小児の生活面を総合的に看ながら，順調な発育発達を配慮し，見落としがちな**危険性を周囲で排除**するなどの気配りが親として特に重要な課題となる．

　多忙な現代生活の中で可能な限り親子の心のふれあいや絆を大切にすること，**小児の生活リズム**を尊重することなど，時間や手間をかけることの大切さは特に重視したい．無限の吸収力全てを学びにできる時期に，育まれる者がもつ可能性を大切にすることは将来への成長につながるのである．

　さらに難しい課題は**心の健康**である．小児に限らず成長期の悩みの相談を気軽に思い立たせるには，親や周囲の人々による**会話や声かけ**が重要となる．

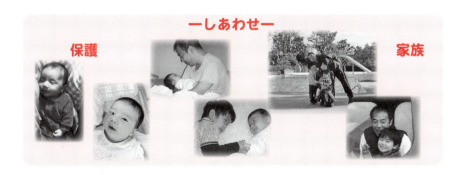

―しあわせ―
保護　家族

病　気

感染症：はしか，ポリオ，風疹
　　　　流行性耳下腺炎　他
事　故：水の事故，転落事故　他

精神発達

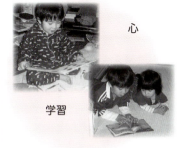

心

学習

活動性

身体発達　　仲間

運動

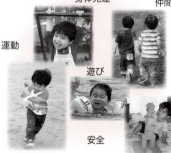

遊び

安全

健やかに！

睡　眠

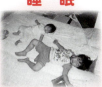

食　事

間食

偏食　　　　摂取量

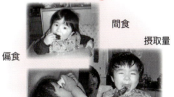

栄養素のバランス　　身体の成長

小児期の発育発達は，毎日の生活からもたらされる
小児の心や性格は身近な人とのふれあいの中で形成されてゆく

4章　ヒトと生活：活動を支えるしくみ
a.　身体と運動機能——自由自在な動き

a.1　動きを支えるしくみ

1) 身体の動き　起床時から就寝までの間，私たちの生活は**様々な動作の連続**である．さらにその動作はあまりにも当たり前に実行されているためにそのしくみを見直すことすらない．一方，スポーツ競技にみる身体の動きについては，**バランスのとれた調節とすばやい変化**による美しさが伴われている．このような身体の動きに関するしくみを次に考えていくことにしよう．

2) 骨・筋肉・関節の成り立ち　身体の動きは骨，筋肉，関節の協調作用で実現されている．まず腱とよばれる組織は，骨と骨，筋肉と骨，関節と筋肉などの間に**強い力に耐えられるような頑強な結合**をつくりあげている．腱はコラーゲンとよばれる特殊なタンパク質でつくられ，筋肉の収縮力を骨や関節に有効に伝える役割を果たしている．

　次に関節は骨と骨の結合部分でありながら，意思に伴う**自由自在な身体の動き**を可能にしており，身体の各部分に応じた特徴のある構造となっている．

　さらに，動きの原動力はなんといっても筋肉である．アクチンとミオシンとよばれるタンパク質が作用しあって筋原繊維とよばれる構造を**収縮**させ，筋肉全体に収縮力を発揮させている．最終的に**骨**に筋肉の収縮が伝えられ，関節を介して**屈伸**や**回転**などの動きが実現されている．

3) 運動機能の統御　筋肉の動きは私たちそれぞれの意思に基づいて実行される．すなわち，最初の指令が大脳の運動野から出され，その信号は脊髄を経由して筋肉の終盤とよばれる信号を受け取る部分に伝えられる．これによって**筋肉全体が一斉に収縮**をする．瞬時に身体を動かす反応が必要な場合には，運動野を介さずに脊髄のレベルで即座に筋肉の収縮をもたらす反射という機構も備わっている．

　身体の動きは多数の筋肉の相互作用で可能になっている．したがって相互の筋肉の調節が行われ，特に姿勢の維持や歩行の場合は運動野や平衡感覚の関与があるが，その機能を幼児期に獲得しているので日常生活でそれらの複雑な調節機構が関与していることを意識しない．むしろ当たり前に身についた機能であると認識しているほうが普通であろう．しかしそれは，訓練と失敗が繰り返されたうえで，やっと獲得された機能なのである．

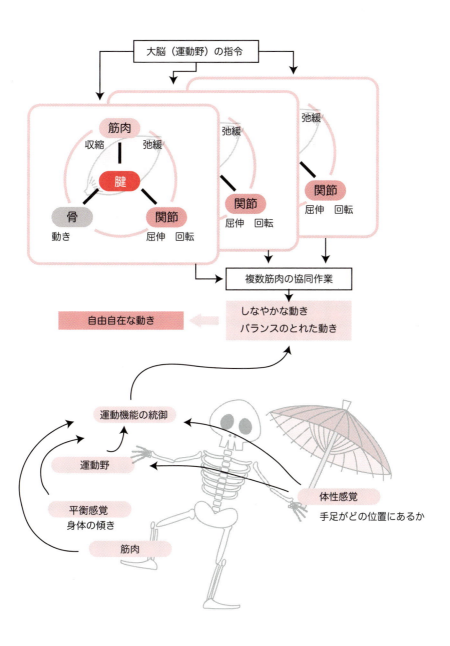

動きの基本は，骨，筋肉，関節とこれを結合する腱によって構成される
自由自在な動きは，筋の協同作業と神経によるバランスの調節からくる

a.2 動作の構成

1) **動作**　動作とは，ことを行うために身体を動かすこと，またはその時の動きのことである．日常生活を支える動作は体幹と手および足の動きの合成でつくられている．**体幹の基本的な動きは足の動きに支えられて，「座る」「立つ」「歩く」**というように活動性が増加する．あわせて体幹自身の回転，屈伸などと頭部や手の複雑な**動きが添えられることでそれぞれの動作が実現**される．ヒトが生活するための身の回りの動作は日常生活動作とよばれ，特に自立を促す時にはぜひ検討が必要である．

2) **生活と手や腕の動き**　腕は体幹にも影響しながら，また手は非常に細やかな多数の動きによって私たちの生活に大きな自由度をもたらしている．そのありがたさにはあまり気づいていないものである．スポーツや刃物によって腕や手に外傷を負った時の不便な生活は，だれにも経験があるだろう．しかし，生涯にわたってその不便さの中で生活していかなければならない方々の思いは想像を超えるであろう．主な指の動きを例にあげれば，つまむ，握る，保つ，触れるなどいろいろあり，これらが重なって独自の動きとなる．なにげなく行っている動作として，文字を書く，茶碗をもつ，箸やフォークなどを使う，ボタンのかけはずし，ひもを結ぶなどでは特に指の果たす役割が大きいことに気づくであろう．

さらにその動きの背景には**手首，腕，肩**の動きが少なからず伴われていることが多い．例えばドアの取手をつかみ，回転させる，押す，引くなどがあげられる．さらに，ガラスのコップを砕かずに保持する，卵の黄身を壊さずに殻を割るなどは，日常的な動作であるが実は**神経機構**の関与した微妙な力学的バランスが必要とされ，**訓練**と慣れにより実行できる高度な技なのである．

3) **生活と足と脚の動き**　下肢は**身体を支えて移動する**という大きな役割をしている．足が体重を支え，脚の動き，腕の振り，体幹の重心移動が**神経の働き**によって**統合**されて，はじめて歩行が可能となる．さらに，走る，跳ねるなどの激しい動きも加わり高度なスポーツの技までも可能となる．日常生活の動作は，目指す場所に移動したうえで実行されることが多く，下肢の動きが可能なことは生活や動作の基本となっているといえるのである．外出が困難でも家の中は歩けるならその人の日常生活には多様な変化が生じ，**介護者**には**負担が大きく軽減**される．

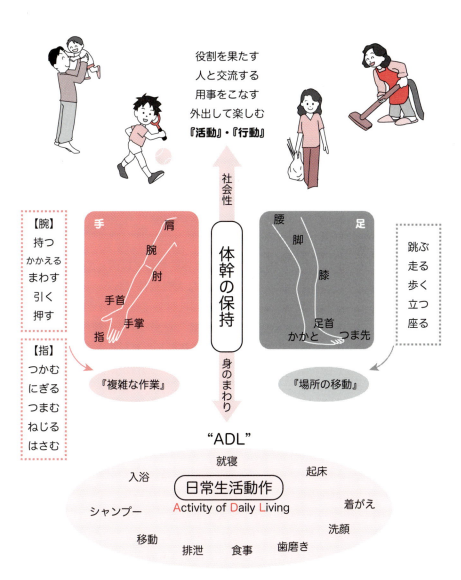

a.3　動きと安定性

1) **歩行の技**　　二足歩行へと進化したヒトは足裏のわずかな面積によって全身を支え**立位を保持**できる．さらに，人類は長い歴史をかけて歩行を可能にしてきたが，幼児は生後約1年で二足歩行を身につけてしまうことは実に驚異である．

　ところで，その人の**体重が代表される特定の場所**が必ずある．これは**重心**とよばれ，ほぼ腹部中央付近にある．子供にもできる二足歩行は，速やかな重心移動の技によるものである．瞬時にわずかな**重心の位置のずれを感知**し修正するという安定性の保持機構には大変興味深いものがある．

2) **重心移動のしくみ**　　ヒトが歩く時，四肢と体幹の動きに関しては相互にバランスをとって動いているため全体としての動きは大変複雑である．しかし，**重心に注目すれば，その移動状態はきわめてスムースな動きを呈している**．そのため臍の付近だけでなく，腰，肩，頭などもその高さを維持しながら歩行が継続されている．

　さらに，階段を降りる場合にも同様であって，**移動しながら高さを膝で調節して次のステップに移動する**．よく見かける光景であるが，幼児が階段を降りるのを怖がるのは，体重移動と重心を下げる連動した動作に慣れていないため足を前に出しても体重が後足に残っているという不自然な状態になるからである．

3) **安定性のための条件**　　安定性を保持する条件としては，第一に**足裏がつくる面積の上方に重心がくる**ことが必要である．仮にその範囲から外れそうになっても健康な人なら筋肉や神経による調節で安全な範囲内に戻すことができる．また，ヒトの背骨は背中の部分が後方に少しふくらみをもつS字状になっていることも安定性の保持につながる．第二に杖のような**支え**があれば足裏の面積が広げられることになるので効果的である．第三には，可能なら**重心を低くする**ことで，膝を曲げる，足幅を広げるなどがあるが，しゃがみ込めば立位よりも安定性はかなり高くなる．

4) **転倒防止**　　転倒防止に安定性を考慮することは大切であるが，実際には**周囲を整える**ことがより重要となる．例えば足もとの滑りやすさ，段差のある床や道路，履物の種類，浴室の状態など，**生活の中の危険性**は大変多いので注意を要する．

　重心の認識は転倒防止を検討する時の基礎でもある．また，足の筋力が弱った高齢者などを支える時には重心の部分を意識して力をかけることが重要である．

両足で立つ

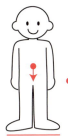

安定性の条件
1. 重心が接地面の真上にある
2. 重心が低い
3. 支えがある

● 重心：体重はこの一点にかかっている

接地面：足裏が囲む面積

片足で立つ

重心は片足の真上
接地面の減少
（不安定）

つまづく／転倒

重心が接地面より
前に移動（不安定）

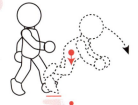

階段を下りる

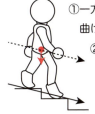

①一方の足ひざを
　曲げ重心を下げる
②ゆるやかに前に
　重心移動しながら
③他方の足を
　下のステップへ移動

歩く

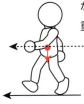

なめらかな
重心の平行移動

足の移動に平行して
重心も移動

重心が下がる

重心は低い方が
転倒しにくい

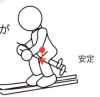

安定

杖の使用

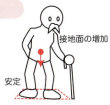

接地面の増加

安定

歩行ではなめらかな重心移動がおこなわれている
杖は安定性を助けている

b. 日常生活と大脳——人間らしさの背景

b.1 感覚器による情報収集

1) **感覚器の重要性**　一般に**目，耳，舌，鼻，皮膚**を通して生じる感覚をまとめて**五感**という．外部からの刺激により生じたこれらの感覚の信号は大脳にある中枢へと送られる．一方，ヒトは自分自身の身体に関する情報も絶えず信号として把握している．この信号をとらえるために，耳の奥に**平衡覚**があり，さらに筋肉，腱，関節にも動きと位置を把握する感覚が備わっている．感覚の信号は大脳にある中枢へと送られた後，**周囲でおこっている情報や変化，自分との関わりが認識**され，その場に応じた対応が導かれる．このような総合的な処理を**脳の高次機能**という．

2) **視覚**　ほとんどの生活は視覚によって支えられているといっても過言ではない．例えば，海外旅行で外国語が使えない場合でも視覚が会話の不足を補ってその場をしのぐことができる．これは幼児が経験を重ねて学ぶ過程とよく似ている．言葉を知らない幼児は目で見たことからいろいろなことを学習していくのである．このように**視覚は学習，理解，判断などのために重要な役割を果たしている**．

3) **聴覚**　聴覚は**言葉を聞き取り，脳の高次機能である記憶や思考の形成**に重要な役割を果たしている．例えば，幼児の言語発達は聴覚がスタートで，繰り返しの刺激を受け言葉を覚え，聞いた言葉の意味を理解し，多数の単語や言い回しを学んでいく．さらに，学んだ言葉を統合させ知識や思考を発達させていくのである．つまり**言語の理解は知識や考えの基礎**となっているといえる．

4) **体性感覚**　**皮膚感覚**（触覚・圧覚・痛覚・温覚）と**深部感覚**（筋肉・腱・関節などの感覚）は，大脳の体性感覚野に中枢がある．また，筋肉，腱，平衡覚，視覚などからの信号は身体の微細な動きの調節に必要とされる．わかりやすくいい直すなら，身体の隅々に多数のセンサーがあり，私たちの身体が動くとその信号は**体性感覚野**に集められ，**自分自身の動きや動作を無意識のうちに調節している**のである．

5) **味覚と嗅覚**　味覚は**味の認識**だけでなくおいしさを味わい楽しむことに関わり，さらに視覚や嗅覚の機能も加わって，食物の識別や記憶にまでつなげる役割をもつ．またヒトの嗅覚は動物ほど敏感ではないが，**においの識別**と**食欲**にも関わっている．さらに腐敗臭や不快なにおいからの**危険回避**も可能になる．**味覚・嗅覚**はともに**扁桃体**を介して**快・不快が判定**され好き嫌いの情報が**記憶**として残される．

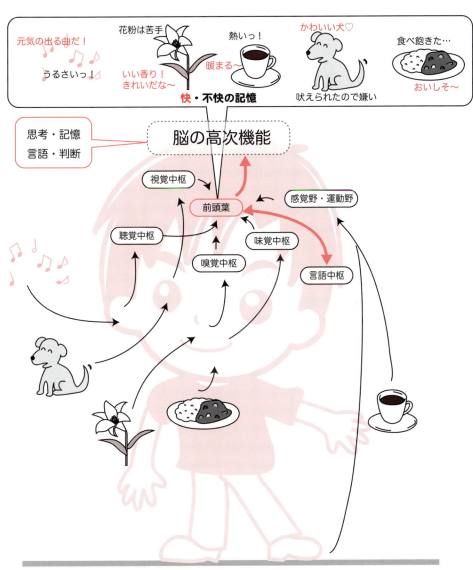

大地をふみしめて

感覚器は周囲の変化や情報をすばやく脳に伝えている
人間らしさにつながる総合的な脳の活動は前頭葉でおこなわれている

b.2 言語とコミュニケーション

1) 言語と意志疎通　人は言葉によって意思や考えを他の人に伝えることができる．それによって**人間関係や社会性**が生じて，さらに**役割を果たす**こともできるようになる．しかし，互いに考えているところが異なって相手のいうことが理解できないこともおこりうる．一般的に，お互いに相手がなにをいいたいかを正しく理解するには十分に**話し合う**ことが必要である．言語は意思疎通の重要な媒体である．

　看護や介護ではコミュニケーションは大変重要視される．病気をもつ人，心配事を抱えている人，不満をもつ人，そしてそれらの家族など，それぞれの思いを理解するための心得が必要になる．思いやりのある声かけをして聞きたいことや伝えたいことを**相手の反応**も考慮しながら順序立てて話題に取り込んでいく．この間に形成される信頼や**人間関係**がよりよい活動につながっていく．

2) 非言語的コミュニケーション　言葉に頼りすぎると言葉なしで意思疎通はできないと勘違いをしやすい．「目は口ほどにものをいう」といわれるように**言葉が成り立たない相手の場合でも表情，行動，動作**などが手がかりとなる．また生活をともにしている**家族**がたくさんの情報を提供してくれることも忘れてはならない．

　とりわけ**表情は重要な手がかり**であり，これを理解する最適の例が赤ちゃんとお母さんの関係である．ある人が語った次の経験談にその例をみる．「言葉は使わなくても，お母さんは赤ちゃんがなにをしてほしいかちゃんとわかります．機嫌のよさ，表情，泣き方，さらに，おむつや身体の状態など全てをいろいろ確かめて，反応に変化があった時になにが要求されていたかがわかります．」

　このように言語以外からも情報を得ることは，最も基礎になる看護の考え方である．ちなみに nurse には「授乳する」という意味も含まれている．

3) その他の方法　大脳で感じていることを表現するために絵を利用することもある．例えば，痛みは人によって感じ方が異なるので，**笑顔から泣き顔に至るまでの絵を用意してその中からあてはまる表情を選択してもらう**．また，幼児などには自分自身を絵に表現させることで心の内を理解する方法もとられる．

　聴力機能低下には耳もとで話しかけたり，**補聴器**を利用する．最近は失われた機能を電子機器で補充する**人工内耳**が開発され，その動向にも注意が必要である．

わかりあうには…

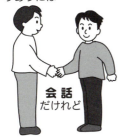

会話だけれど

"プロのわざ"
コミュニケーション

会話による言語的コミュニケーション	非言語的コミュニケーション
声かけ ⇄ 相手の反応 理解する　同意する 詳しく聞いてみる　等	表情　動作　行動　絵 ↓ 思いをうけとめる

言葉にはしなくても…

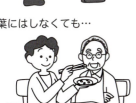

伝わるものがある

↓　相手の思いを理解　↓

信頼と人間関係の形成

●うまく表現できなくても…

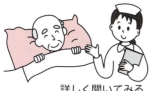

詳しく聞いてみる

●言葉が発達していなくても…

絵には子どもの世界が表現される

●話せなくても…

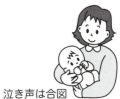

泣き声は合図

●耳が遠くても…

近づいて大きな声で

●声が出ないときには…

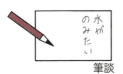

筆談

●表現しにくいときには…

今の痛みはどれ？
『選んで下さい』

 会話はお互いの理解を深める
関わりに対する反応から相手の考えが読み取れる

b.3　大脳の不思議

1) 大脳の働き　人が人らしく生きるために最も重要な働きをしているのは大脳である．何気ない毎日の一瞬ごとに大脳が統合された機能を発揮しているからこそ，ごく当たり前の生活ができている．しかし私たちはその統合されたみごとなしくみを，なんら**意識**もせずに過ごしているのである．

　初期の研究では，大脳の活動は脳波として検出され睡眠と覚醒の切り替えや意識との関係が明らかにされた．現代では解析技術も進歩し，最も高度な機能である思考や判断，記憶についても研究をする**脳科学**が大きな注目を集めている．

2) 脳細胞の活動　大脳の基本となる構造は**神経細胞**であり，さらに，神経細胞の電気的な活動と神経信号の伝達が大脳の機能をもたらしている．一方，大脳の活動は**神経細胞間のシナプス形成**によってより複雑になっていく．シナプスでは神経の電気信号が化学物質により伝達される．その化学物質を**神経伝達物質**とよび，代表的なものにドーパミン，ノルアドレナリン，セロトニンがある．

3) 大脳の活動部位　また大脳には精神活動だけでなく運動や感覚機能の中枢をつかさどる部分とそれらを統合する**連合野**があり，それらの相互作用で私たちの生活と精神活動が形成されている．最近は f-MRI（機能的磁気共鳴画像法）という装置によって**生きている脳の活動をそのまま観察**することもできるようになり，様々な行動と大脳の活動分野の関係が明らかにされている．

4) 高次脳機能　私たちは大脳の高度な機能のおかげで毎日の生活を滞りなく過ごすことができている．このような人間らしさに関わる最も重要な大脳の機能は高次脳機能とよばれ，前頭部の**前頭前野**で行われているものである．

　前頭前野は外からの**情報**や過去の**記憶**をもとに考え，**判断**して次の**行動**を導く重要な働きをしている．しかも，全てがすぐに実践されるものではない．また状況をわきまえれば内に秘めた**感情**もすぐに表に出されない．それは前頭前野が自分の**意欲**や**意識**をも**制御**して最終的なところを行動に移すからである．感情は扁桃体で快・不快を判定され記憶に残り，泣く・怒るなどの**情動**という身体反応を示す．

　このような前頭前野の働きの重要性は，むしろその機能が失われた時にあらためて認識される．身近な**認知症**も高次脳機能障害の代表的な例である．

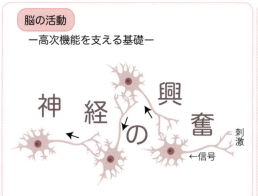
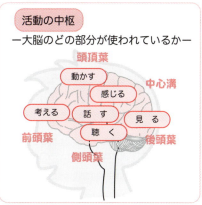
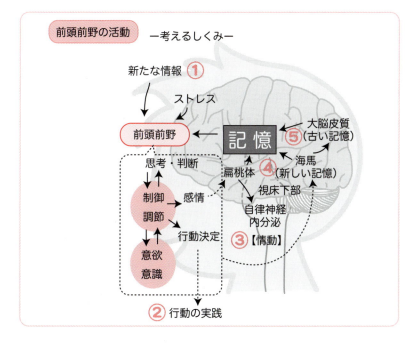

ヒトの活動に対応して特定の領域の脳細胞が活発にはたらく
考えるしくみを考えるのは最もむずかしい課題かもしれない?!

c. 休息──心身活動のリセット

c.1 生活リズム

1) 生活の乱れ　生活はそれぞれの人によって異なるのは当然であるが，**規則性の乱れ**は多くの場合まず**起床困難**や**朝食ぬき**に現れる．1日のスタートにおいて健康な始まりの条件が欠如していれば，その影響が**身体の不調**に現れてもおかしくない．多忙な現代にあって，心当たりのある人も少なくないであろう．

2) 規則正しい生活と生活の区切り　人に共通する生活の区切りについて考えてみよう．身体的要因のうちで**起床**と**就寝**，三度の**食事**時間は，**生活の規則性**に関係する最も共通した区切りということになる．そして，個別的あるいは社会的要因が関わる区切りとしては**始業**，**終業**や**帰宅**時間が考えられる．会社や学校など，どこでも始業，終業は決められているために，これにあわせて身体要因である寝食の時間が調節される．ところが，残念ながら生活の規則性は世の中が便利になるにつれ厳守しにくくなるようである．海外支社とのテレビ会議，深夜の交通機関，24時間営業の店舗，身近な生活の中でも指摘できるかもしれない．**勤務交替制**をとったとしても，頑張りすぎると**過労**になりかねない．**休養**の大切さを認識しておきたい．

3) 体内時計：身体自身がもっている規則性　そもそも，昔から「腹時計」という言葉があった．その時間になったら空腹を感じたり，おなかがなったりする．現代の科学では，身体には身体自身を規則的に制御する**体内時計**（サーカディアンリズム）が備わっていることが明らかになっている．詳細な研究の結果によれば，いくつかの**時計遺伝子**というものが存在することもわかっている．**視床下部**にある視交叉上核という部分の細胞で，視覚からくる**光**の信号が刺激となって時計遺伝子は作用を開始する．その指令にしたがって合成された特殊な物質**メラトニン**は，総合的に身体のしくみを制御して昼と夜の生活リズムを支配している．

　身体に備わった規則性の例は多数があげられる．**空腹**を感じること，**消化器**の作用や**血糖値**の変化など多くのホルモンの調節機能，**基礎体温**の変化，**交感神経**と**副交感神経**の支配交替，入眠や起床など，人は自然な変化の流れの中で生活している．したがって，**生活の規則性を乱すことは身体がもつ時計のリズムに逆らうこと**になり，身体の調子を悪くする．いろいろな制約の中であっても，起床や就寝時間，食事の時間は健康維持の視点からも尊重されるべきなのである．

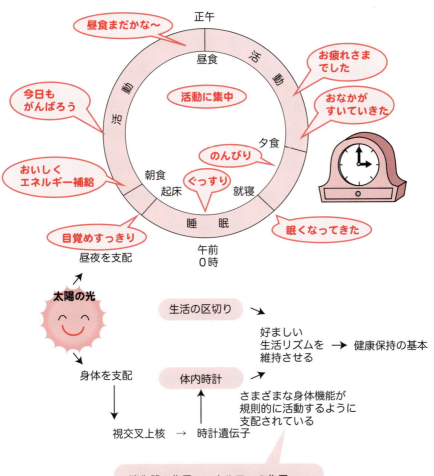

c.2　睡眠と疲労回復

1) 睡眠の重要性　毎日の区切りのように思われる**睡眠は身体を休めるうえで欠かせない時間**である．身体の機能は効率的で，普通は睡眠時間よりも活動時間のほうが長いという生活をしていながら特に問題は生じない．しかし，極端に睡眠時間を減らすと活動の能率低下，居眠りなどの影響が出てくる．よい眠りは翌朝の爽快さと意欲につながり，健康に日々を過ごす基本であるといえる．

2) 2種類の睡眠　浅い眠り（レム睡眠）と深い眠り（ノンレム睡眠）は，睡眠時に脳波や筋電図をとることではっきりと区別される．脳波は深い睡眠時にはゆっくりとして大きな波になるが，浅い眠りの時には細かく幅も小さな波となる．しかもこの2種類の波は**90分程度の周期**で繰り返される．

　深い眠りでは脳波による大脳の活動だけでなく，筋電図による信号の振れ幅も小さくなり，大脳と身体を含めた**休息状態**となる．これに対し，**浅い眠り**では筋電図による活発な信号がみられ，身体は休息しているが**大脳は起きている**状態であって，**夢をみる**ことも特徴で睡眠の満足感は少ない．しかし，最近の研究ではレム睡眠は記憶の形成に重要な役割を果たしていることがわかってきている．

3) 入眠の条件　よい眠りをもたらすために最も基本的なことは，**身体のリズムを尊重**することと，昼間に運動などの適度な身体活動をしておくことである．そして食事や入浴をすませておくことは，疲労回復しやすい条件を整えるためには大事である．このように身体の条件を整える以外にも様々な工夫の余地がある．例えば寝室の明るさ，室温，湿度など**睡眠環境**の調節，布団や枕など**寝具**の選び方など，個人の好みや習慣も考慮して好ましい睡眠環境を自ら整えよう．

4) 疲労回復の方法　睡眠は最も効率のよい疲労回復の方法である．一時的に身体を休息させることは仮眠でもある程度可能であるが，大脳の高度な機能を十分発揮させるには**深い睡眠**をとることが必要である．大脳のエネルギー消費は意外に大きく，考えたり悩んだりした後に疲れが残ることはよく経験するところである．また，疲れた身体のリセットには，総合的な栄養の補給と循環促進が必要で，これにより身体全体の代謝が総合的に進められる．**食事**と**入浴**は入眠の条件だけでなく心身の疲労回復を促すうえでも大事である．

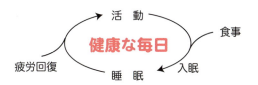

身体と大脳の眠り	← 90分毎に くりかえし →	身体の眠り
深い眠り（ノンレム睡眠）		浅い眠り（レム睡眠）

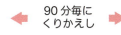

入眠の条件

尊重しよう → 【身体面】
- 身体リズム　：ねむくなるタイミング
- 食事・入浴　：疲労回復の促進
- 昼間の活動量：適度なつかれ

好みの条件をみつけよう → 【環境面】
- 寝室：明るさ，温度，湿度
- 寝具：布団，枕など
- 衣類：ゆるやか，吸湿性

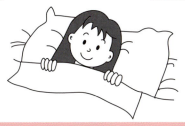

明日への準備に　　　　　　　　　　よい眠りを

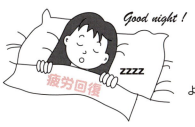

 よい睡眠は健康な明日を準備する
睡眠は深い眠りと浅い眠りがくりかえされる

c.3　ストレスの蓄積と解消

1) <u>ストレスとストレッサー</u>　　ストレスとストレッサーは似たような表現であるが，日常生活ではストレスのほうを聞く機会が多い．わかりやすくいえば，**ストレス**は痛手を受けた心の状態で，**ストレッサー**は深い打撃を心に与える原因である．特に人々の現代生活に多い過酷な労働条件や複雑な人間関係によって生ずるストレスは，やがて総合的な精神の疲れをもたらす．

2) **精神の疲れに潜む危険性**　　軽度の精神の疲れは日常生活の中のできごとに紛れ込んで<u>気づきにくい</u>．たとえ代表的な危険のサインとしての「物事に集中できない」「人と接するのがいやになる」などがあっても自分自身のほうを責めてむしろ耐えようと努力する．一般に心の内は個人によって異なり，自分自身の問題であると考えやすい．そしてストレスをひとりで抱え悩む人が多く，長期に**継続**すると単に**精神のみではなく身体的にも病める状態**になる可能性が出てくる．このような状態になると医療や臨床心理などの専門家による指導やグループ活動が必要な場合も少なくない．頑張ることも大事だが，つらいことも素直に認める勇気も必要である．そしてひとりで抱えずに悩みを<u>相談</u>するということが非常に大事な鍵になってくる．

3) <u>現代人の生活事情と心の健康</u>　　現代は生活面で便利で素早い対応が可能になり，能率やサービスの向上を重視する傾向にある．利用者には都合がよいのであるが，これを仕事とする人々にとっては**身体や生活のひずみは過労をもたらすとともに，心の面でも負担となる**．仕事も勉学も生活の規則性が整い，心身面の健康維持ができてこそ集中できるものである．しかし，多忙な生活であっても少々の無理は我慢したうえで多くの仕事をこなして満足できる人もいる．このように自分自身のおかれた状況をどのように受けとめるかは人によって異なっている．

　仮に心に打撃を与えられても自主的にそれを軽減する方法をもつ人は早く心の安定を取り戻す．例えば，嫌な経験の話を人に聞いてもらって乗り越える人，テレビドラマに集中して頭を早く切り換える人，状況を前向きに考える人，熱中するものをもっている人など，何によって乗り切れるかは人によって異なる．そこで日頃からこのような<u>対処方法を生活の中で自ら見つけておく</u>ことが望ましい．趣味や余暇活動の時間をとれるゆとりも心の健康にとって大切である．

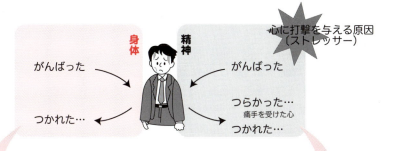

身体	精神
がんばった →	← がんばった
つかれた… ←	→ つらかった… 痛手を受けた心 つかれた…

心に打撃を与える原因
（ストレッサー）

がんばり過ぎ…
生活のひずみ

ストレス蓄積
つらかった　我慢できない
もうやめたい・・・・

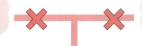

体調不良

生活をととのえる
- 休息
- 食事
- ゆとり
- 時間と心

一人でかかえない！
- 専門家に相談
- 仲間で語り合う
- など

"心身ともに
自分を守る方法を
みつけておこう"

 心と身体は相互に健康状態に影響する
周辺にはたくさんのストレッサーがある

基礎編◆基本用語

ヘモグロビン：鉄を成分とするタンパク質で，赤血球に含まれ酸素を運搬する．
ガス交換：酸素を取り込み，二酸化炭素を排出するしくみで肺や組織で行われる．
冠状動脈：心臓に血液を送り出している血管で狭心症や心筋梗塞と関係が深い．
門脈：消化管から吸収された栄養素を運搬する血液が肝臓に流れ込む血管．
血漿：血液から血球の成分を取り除いた液体成分のことで生体の化学物質を含む．
血液型：異なる血液型では混合で凝集する場合があり，ABOとRh型が代表的．
血圧：血流が血管壁に与える圧力で，心臓と血管の状態を反映する．
栄養素：身体に取り込まれ，身体の役に立つ食物由来の化学成分で6種類がある．
消化酵素：食物を分解し，身体内に取り込める成分にまで分解する酵素のこと．
解毒機構：身体にとって有害な化学物質を肝臓が無害な物質にする化学処理機能．
トリグリセリド：脂肪組織や血中に含まれ，分解するとエネルギー利用される．
脂肪組織：過剰の糖質やタンパク質は脂肪に変えられ皮下の脂肪細胞に貯蔵される．
アデノシン三リン酸：ATPとよばれ，生命活動のエネルギーを保有する物質である．
グルコース：デンプンなどの糖質を構成し，直ちに利用できるエネルギー供給源．
血糖調節：血中のグルコース濃度は複数のホルモン作用で基準値に調節される．
アミノ酸：多数結合してタンパク質やペプチドを構成し，身体をつくりあげている．
コレステロール：動脈硬化に関係する脂質で，ホルモンや胆汁の成分にも変化する．
ビタミン欠乏症：夜盲症，脚気，くる病，壊血病など，ビタミン不足で起こる病気．
尿素：アミノ酸のアミノ基に由来し，尿酸やクレアチニンとともに尿の成分である．
尿酸：核酸を構成するプリン体の変化で生じる尿の成分で，痛風との関係が深い．
胆汁：胆嚢から分泌され，脂肪を消化するリパーゼの働きを助ける作用がある．
自律神経：内臓には交感神経と副交感神経が分布し，機能亢進と抑制に関与する．
転写：DNAに組み込まれた遺伝情報からメッセンジャーRNAが合成される過程．
翻訳：メッセンジャーRNAの情報からアミノ酸を結合するタンパク質合成の過程．
先天性代謝異常：遺伝子レベルで通常とは異なる情報をもつために生じる代謝異常．
女性ホルモン：エストロゲンとプロゲステロンがあり子宮や卵巣の機能に作用する．
ホルモン：各種内分泌腺から分泌され，臓器間の働きを調節する化学物質である．
運動野：頭頂葉にあり，身体各部分の動きに関する指令を発している中枢である．
重心：体重が代表される特定の場所のことで，歩行，安定性の検討に重要である．
体性感覚：皮膚感覚と深部感覚があり，周囲の情報把握や身体の動きに関与する．
非言語的コミュニケーション：言葉を介さず表情や態度などから相手を理解すること．
前頭前野：情報，記憶，意欲，意識などから総合的な判断をし行動へ導く大脳部分．

実践編

病気によるしくみの変化

5章　自覚症状：自分で気づく変化
6章　健康診断：検査でわかる変化
7章　老化：気づかぬうちに進みやすい変化
8章　老いと病：進行をおさえたい変化

5章　自覚症状：自分で気づく変化
a.　痛み——異常を知らせる変化

a.1　痛みを感じるしくみ

1) 痛みはなにを知らせているか　　痛みは軽症であっても気がかりであり，まして病人には最もつらい状態で，少なくとも痛みだけは取り除いてほしいと訴える．実は，痛みというものは**身体においてなんらかの変化がおこっている**ことおよびその痛みが発生している場所に関する情報を知らせている，すなわち**危険信号**なのである．その原因を明らかにし，可能な限り回復をはかるのが医療に大きく期待されるところであろう．

2) 痛みの信号　　身体の各部分で生じた変化を中枢に伝えているのは**知覚神経**である．その働きは，身体の異変に対する監視のネットワークといえるだろう．すなわち病気がもたらす異変によって，痛みのセンサーに相当する**痛覚**が刺激を受けて痛みの**電気信号**を発生し，この信号は**神経線維**を伝わり**脊髄**を経由して**大脳**の**感覚野**に到達してどこが痛いのかが認識される．痛覚の受容器は自由終末とよばれる神経の先端にあって，皮膚だけでなく深部組織（筋肉，腱，関節，腹膜，腹壁，血管など）にも分布し信号を中枢に伝えている．

3) 内臓の痛みとその特徴　　腹膜などに分布する知覚神経とは別に，内臓には**迷走神経**に含まれた知覚神経が分布している．このように二重の知覚神経支配があるので，内臓の痛みには次のような特徴がある．すなわち，①迷走神経が関わるので嘔吐や発汗などを伴うこと，②**関連痛**や**放散痛**とよばれるように，臓器の位置とは別の場所の皮膚に痛みを伴うこと，③臓器そのものにおこる鈍い痛みよりは，**腹膜の刺激による痛みのほうが強く感じられる**こと，などである．

4) 痛み軽減の工夫　　各種の治療や鎮痛薬が痛みを大きく軽減することはいうまでもない．しかし身体の構造やしくみを活用することでも次のような痛みの軽減が期待できる．第一には炎症の場合，はじめは患部を**冷やす**ことが腫れと痛みをおさえ，後には**暖める**ことで循環を促進し回復を早める．第二には皮膚の適度な**刺激**（なでる，さする，軽くたたくなど）が痛みを軽減する．これには皮膚の知覚神経と内臓の神経は脊髄のシナプスで相互に接続するものがあるという複雑な構造が関係している．第三には他のことに**集中**すると痛みが軽減することがある．励ましの声かけ，家族の付き添いにより病人は心強さで痛みを紛らわすのもこの例である．

"重い痛み"　　　　　　　　痛い！　　　　　　　　"鈍い痛み"

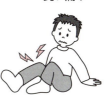

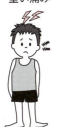

"さすような痛み"　　　　　脊髄　　　　　　　　　"激しい痛み"

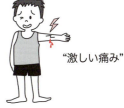

病気の部分から　　　　　　知　覚　神　経　　　　痛みの部分は神経支配に
はなれたところに　　　　　　　　　　　　　　　　対応する
痛みが生ずることがある　　　　疼　痛　　　　　　（表面痛：皮膚，
（関連痛・放散痛など）　　　　　　　　　　　　　　　深部痛：筋肉・骨他）

内臓痛　　　　　　　　　　　　　　　　　　　　**体性痛**

痛みをとり除く治療　　　　　　　　　　　　　　原因を取り除く治療
（ペインクリニック）　　　　　　　　　　　　　　（内科・外科）

身近にできる痛みの軽減

温熱刺激で	**マッサージなどで**	**精神的に**
	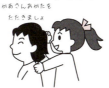	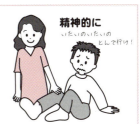

痛みは病気を知らせる危険信号である
痛い部分が病気の部分とはかぎらない

a.2 痛みを看る視点

1) **痛みに関する詳しい情報**　ここには特別に看護活動の概要を紹介したい．早速，痛みについての問いをあげよう．**どこ**が痛みますか？　**どのように**痛みますか？　**いつ頃から**痛みが続いていますか？　何か**原因**や関係すると思われることはありませんか？　現在，**他の病気**で治療を受けていますか？

　これらは，本人にしかわからない痛みについて客観的な情報を聞き出す専門家の手順なのである．そして，痛みの**部位**，痛みの**種類**，**継続**状況，**関連事項**などを含め情報として記録するので，その後の新たな変化を知る手がかりとなる．担当する職員はこの情報を共有しチームワーク活動に役立てることができる．

2) **変化の経過を看る視点**　痛みは多くの病気と関連があり重症になる可能性をもっている．専門的には次のような四つの視点で痛みに関する情報を把握し，急変も考慮して経過観察をする必要がある．

　第一は痛みの程度の確認と熱・腫れ・出血などの随伴症状の有無についての観察，第二はバイタルサインによる身体状況の把握で特に重症な痛みの場合には体温・脈拍・血圧・呼吸・意識などいずれも関与する可能性がある．第三は生活や精神面に関する**情報**の把握で，普段の食事・排泄・歩行・生活習慣や病気への不安・気がかりなことなどを聞き取ること，**第四は治療に関する情報**をふまえて経過観察することで，病名・検査結果・薬・食事・安静度などは最も身体の変化に大きく関係する．なお，ここで指摘した四つの視点は**アセスメント**として他の症状にも活用できる．

3) **病気と激しい痛み**　痛みを伴う病気で，特に激しい痛みを訴え緊急な医療処置が必要な病気がある．主な病気は**心筋梗塞**，**虫垂炎**，**胆嚢炎**，**胆石症**，**膵臓炎**，**尿路結石**，**イレウス**などである．重症な**外傷**や**火傷**についても同じ扱いとなる．

4) **今なにをすればよいか？**　痛みに限らず病気への対応は**緊急性**が最優先である．これにはいろいろな専門的活動が必要とされ，読者はその詳細を学ぼうとしている人たちであろう．経過が落ち着いていれば回復に進むように配慮し，**生活**（食事，排泄，睡眠など）と**療養**（安全，安静，保温など）を支援する．さらに**精神面**ならびに**社会面**も考慮し，本人に望ましい回復を促す．常に経過観察と変化の予測をしながら，看護師には患者さんが元気を取り戻すように応援する役割がある．

情報の集め方

"痛いっ！"

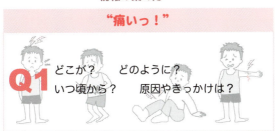

Q1 どこが？ どのように？ いつ頃から？ 原因やきっかけは？

Q2 他の症状は？

痛みに伴う変化
熱　腫れ　出血

Q3 身体の変化は？

身体状況の把握
体温　脈拍　血圧
呼吸　意識

関連する情報

Q4 ふだんの生活は？

生活や精神面に関すること
食事　排泄　歩行
生活習慣　不安

Q5 現在治療中ですか？

治療に関した情報
病名　検査　薬　安静度
食事療法

現在、必要なこと
できることを検討

（例）痛みの軽減

実施

新たな情報

食事は？
安静は？
不安は？

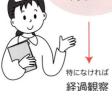

特になければ
経過観察

激しい痛みを伴う病気

胆石症　膵臓炎
虫垂炎　心筋梗塞
腸捻転（イレウス）
外傷　やけど　他

重症なら

生命維持

継続観察により変化を早く見つける
苦痛をもつ人に何がしてあげられるかを考える

a.3 痛みに潜む危険性

　胸痛，頭痛，腹痛は重症な疾患の危険性を含むので経過観察が重要である．

1) 胸痛に伴う変化の可能性
- 狭心症：胸の奥が締めつけられるような痛みで，活動を中止すると消失する．
- 心筋梗塞：上記の痛みが5分以上継続し，意識消失の発作をおこす．
- 肺炎：高熱，悪寒，咳，痰，呼吸困難を伴い，小児・高齢者の場合は要注意．
- 帯状疱疹：神経支配（肋間神経）に沿って発疹を生じ激しい痛みを伴う．
- 肋間神経痛：胸郭を取り巻くように放散する痛みで，呼吸や咳で増強する．

2) 頭痛に伴う変化の可能性
- 脳血管疾患：頭痛は脳出血，脳梗塞，くも膜下出血に共通し，意識消失がおこる．
- 脳腫瘍：頭蓋内圧上昇で頭痛，嘔吐を伴い，圧迫により麻痺，痙攣なども伴う．
- 風邪/インフルエンザ：くしゃみ，鼻水とともに咳，高熱の場合は要注意．
- 髄膜炎：発熱，頭痛，嘔吐を主症状とし，頭部の前屈時に硬直がある．
- 三叉神経痛：顔面部の電撃的な激痛と無症状の間欠期を繰り返す．
- 片頭痛：発作的に頭部の片側におこる頭痛で，脈と同期した痛みがある．
- 緑内障：前頭部の激しい痛みで，眼圧調整機構の障害で眼圧の上昇を伴う．
- 副鼻腔炎：前頭部（副鼻腔）の炎症による痛みで，鼻水，鼻づまりを伴う．
- 急性中耳炎：耳の閉塞感，痛み，発熱があり風邪とともに乳幼児が罹りやすい．
- 更年期障害：更年期の不定愁訴は頭痛，冷え性，めまいなどが代表的である．
- 一酸化炭素中毒：頭重，頭痛，めまい，吐き気に始まり，死に至ることも多い．
- 疲労/ストレス：生活の様々な負担が大脳機能に影響し頭痛をもたらす．

3) 腹痛に伴う変化の可能性
- 消化器系疾患：胆石症，急性膵炎などが代表的である（86ページも参照）．
- 子宮外妊娠：下腹部の激しい痛みが主症状で着床部からの出血を検査で調べる．
- 急性腹膜炎：消化管潰瘍などの穿孔に続発し，腹部が板状に硬く，圧痛がある．
- 尿路結石：結石の影響で腎臓部や側腹部などに激しい痛みがあり，血尿が出る．
- 劇症肝炎：急性肝炎が悪化し，意識障害，高熱，腹痛なども伴い肝不全に陥る．
- 月経困難症：月経開始前から月経時に及ぶ下腹部を主訴とした症候群である．

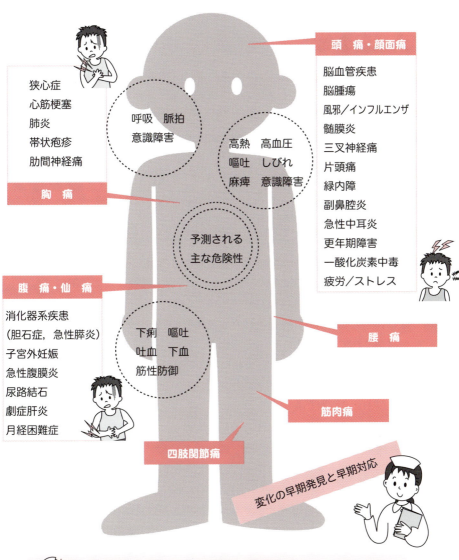

b. 下痢・腹痛――おなかの調子

b.1 消化器の異常

1) 消化器疾患の原因ならびに症状　病気以前に日常生活で消化器の調子が悪い時には，食生活全般に原因が潜んでいることを配慮しておきたい．そのうえで消化器疾患の**原因**としては，食物の通過障害，消化吸収の機能の障害，消化管内の出血，有害物の摂取などが代表的である．以下に主な消化器症状を指摘する．

最も代表的な症状に腹痛・食欲不振がある．**食欲不振**は腹痛に伴うだけでなく，はっきりしない体調不良の訴えであることも多い．**腹痛**は消化器の異常を表す変化として，部位，状態，程度，開始時期などが重要な情報となる．

本来，消化器は身体に悪い影響を与える内容物をなるべく早く身体外に排出するしくみをもっている．基本的な考え方としては胃の幽門を境にして上部に出すのが**嘔吐**であり，その準備状態である吐き気を感じることを**悪心**（おしん）という．また幽門を境にして下部すなわち十二指腸以降の内容物をなるべく早く排出するのが**下痢**である．

また消化管内での出血については，幽門を境にして上部の消化管出血が吐き出された場合はこれを**吐血**というが，これに対し消化器のいずれの部分からの出血であっても，便に含まれて排泄される場合を**下血**という．

2) 便の観察視点と主な異常　便は**食物や薬の影響**で色が変化する．通常の便は褐色であるが病気の影響が反映され，形状，色に次のような変化が現れる．
- **水様便**：水分が非常に多い便のことで，軽症の場合は泥状便，軟便とよぶ．
- **血便**：便に血液が混入し赤い色になっているもので，直腸付近の出血による．
- **粘血便**：大腸炎では粘液がみられ，さらに血液が混入する場合もある．
- **タール便**：消化管の上部つまり胃や十二指腸などからの出血は黒い便となる．
- **脂肪便**：慢性膵炎では未消化の脂肪を含む下痢便，胆汁不足では粘土色の便となる．
- **便秘**：便が定期的に排出しないことでさらに長期にわたる場合は**宿便**とよぶ．

3) 吐物から把握できる異常　吐物は直接に観察できれば**食物の内容**，**消化状態**，**その他の異常**などを確認できて，正確な情報を把握するうえで非常に貴重である．患者側にも可能なら受診時に持参の心得があるとよい．特に次の吐物に注意したい．
- 胃からの出血は粘液に混ざって入るため**コーヒー残渣状**の吐物となる．
- 十二指腸付近の内容物が含まれると**褐色**を帯びた吐物となる．

消化器の異常

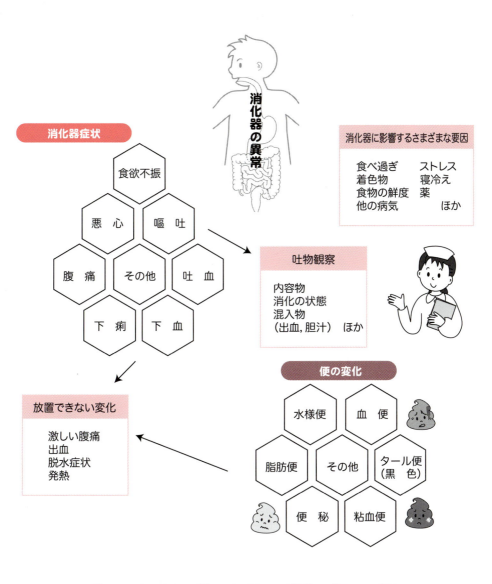

消化器症状: 食欲不振、悪心、嘔吐、腹痛、その他、吐血、下痢、下血

消化器に影響するさまざまな要因
- 食べ過ぎ
- 着色物
- 食物の鮮度
- 他の病気
- ストレス
- 寝冷え
- 薬
- ほか

吐物観察
- 内容物
- 消化の状態
- 混入物（出血,胆汁）　ほか

便の変化: 水様便、血便、脂肪便、その他、タール便（黒色）、便秘、粘血便

放置できない変化
- 激しい腹痛
- 出血
- 脱水症状
- 発熱

便や吐物は消化器に起こった変化を知る手がかりである
消化器は食生活に関する諸因子の影響をうけやすい

b.2　主要な消化器系疾患

　消化器系の病気には消化器だけでなく肝臓，膵臓，腹膜などの病気も含まれてくる．多数の知られる消化器系疾患のうち炎症，潰瘍，ガンを中心に代表的なものについて，以下に予備知識程度の説明を加えることにする．

- **食道ガン**：嚥下時に食物がつかえる感じから気づかれることが多い．
- **胃潰瘍**：主にストレスなどが原因で胃壁が消化酵素で消化され傷ができて胃が痛む．さらに吐血や下血をおこすこともある．
- **胃ガン**：日本人に多いガンで進行すれば吐血や下血もおこる．バリウムによるX線写真や胃カメラで発見でき，検診を定期的に受けることがすすめられる．
- **胃腸炎**：多くは暴飲暴食が原因で，下痢，腹痛，吐き気，嘔吐が主な症状で経過は良好である．毒キノコや食品の微生物による汚染が原因の場合は食中毒とよばれる．原因の微生物はサルモネラ菌，腸炎ビブリオ，病性大腸菌などが代表的である．
- **十二指腸潰瘍**：胃潰瘍との併発が多く，上腹部の激しい痛みや出血をおこす．
- **潰瘍性大腸炎**：潰瘍のために下痢と粘血便を繰り返すことが特徴である．
- **クローン病**：原因不明の腸疾患で，特に回腸に多い．下痢，腹痛を伴う．
- **虫垂炎**：右下腹部の激しい痛みが特徴で多くは発熱を伴い，白血球が多くなる．
- **直腸ガン，大腸ガン**：直腸ガンは排便時の出血や細い便で気づく．一般に潜血検査により早期発見され，大腸内視鏡で精密検査する．その際，初期のガンやポリープの切除もできる．大きなガンは手術で除去し人工肛門を造ることもある．
- **イレウス**：腸捻転，腸重積などにより腸の動きが停止して腹部にガスがたまり激しい腹痛を伴う．さらに血行障害により腸の組織が壊死する可能性もあって，緊急手術が必要にもなる．腹部X線撮影でガスによる鏡面像が確認される．
- **肝臓ガン**：肝機能検査結果の変化，食欲と体重の減少，肝臓の腫れや圧痛がある．
- **胆嚢炎，胆道炎**：炎症で高熱を生じ，激しい腹痛を伴う．胆嚢は腹部に腫瘤として触れ，胆汁の排泄が滞るので黄疸を伴うことがある．暴飲暴食後の発症が多い．
- **胆石症**：胆嚢に結石ができることで脇腹の激しい痛みと高熱を伴う．統計的には，肥満，40代，女性という条件に多い傾向があるといわれる．
- **膵臓炎**：上腹部や心窩部（みぞおち）に激しい腹痛を訴え嘔吐を伴い重症化する．

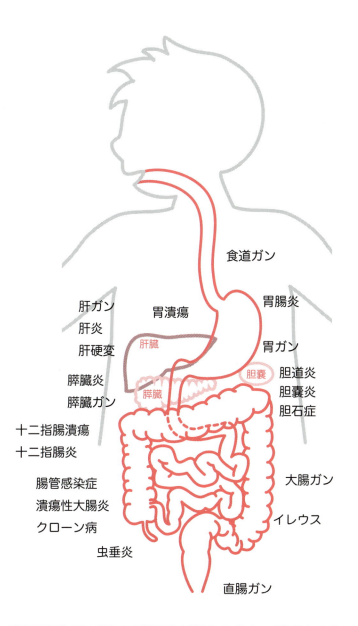

 消化器系疾患は栄養摂取低下を伴い体力がおちやすい
消化管の病気は, 腹痛, 便通の異常ではじまるものが多い

b.3 食事療法の概要

1) **なぜ食事療法は重要か**　食事療法の原則は病状にあわせた**エネルギー摂取**と**栄養素のバランス維持**である．つまり病気が治るための体力をまず備えることが食事摂取の基本であり，そのうえで病気に関係する特定成分の代謝がうまく進むように**栄養素の摂取を調節した食事**を工夫することが必要になる．また，高齢者介護では食事が健康状態と深く関係し，摂取しやすい食事の工夫は大変重要である．

2) **消化器系疾患の食事療法**　食事は生命維持の基本である．したがって消化器系疾患の場合には，消化器自体の負担を少なくしながら回復過程を支えるうえで十分な栄養摂取ができるような工夫が必要となる．つまり栄養成分の摂取を優先させ，消化しやすいようにつくられた食事を摂る．**流動食**から始めて徐々に量，流動性を変化させて**普通食**に戻していく．また，栄養素のバランスは重要であるが初期のエネルギー摂取は**糖質から開始**し，**消化のよいタンパク質，脂肪**の順に回復させていくのが一般的である．この原則は胃潰瘍，消化器の術後などのほかに，肝臓や膵臓の病気で食欲のない時期や日常の体調不良にも適用できる．

3) **糖尿病の食事療法**　**適正なエネルギー摂取**，**栄養素のバランス**に注意して摂取することが大切である．指導には「**糖尿病の食品換算表**」が用いられる．運動療法やインスリン療法，薬物療法と並行されるが食事療法は特に重要視される．

4) **肝臓疾患の食事療法**　**適正なエネルギー摂取**とバランスのとれた**食事**が望ましい．肝臓の負担を軽減するためには**飲酒を控える**こと，また**安静**も健康回復には重要な要因である．

5) **腎臓疾患の食事療法**　尿量や浮腫，腎臓機能の検査結果を参照しながら食事箋が処方され，**食塩・水分の摂取制限**が必要となる．また，尿素などの排泄による腎臓の負担を軽減するために低タンパク食を摂取する．

6) **高血圧・心臓病の食事療法**　病気の始まりには動脈硬化が関与するので**脂質を重視したエネルギーの制限と減塩**を実践しながら運動，ストレス，酒，たばこなどの生活因子にも留意する．

7) **その他の食事療法**　貧血，痛風（**プリン体の制限**），フェニルケトン尿症（フェニルアラニンの制限）のほかに**介護食**も配慮すべき内容が多い．

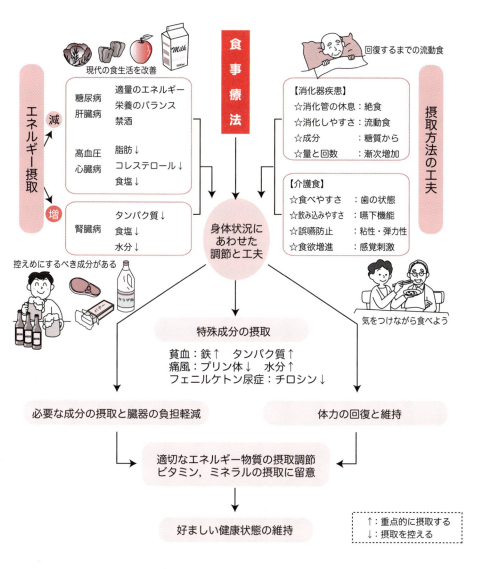

c. 咳・発熱──風邪に伴う変化

c.1 発熱に要注意

1) 体温調節のしくみ　人は食物のもつエネルギーを**生命活動**に利用しているが，熱に変化したエネルギーは血液の循環とともに全身に伝わる．これが体温の発生しているしくみであり，ぬくもりは生きている証である．体内で生じた熱のエネルギーは，そのまま体温に反映されるのではなく，視床下部の**体温中枢**が関与して平熱が維持されている．すなわち，体温低下時には中枢の調節により**甲状腺ホルモン**などが作用して代謝を亢進させる．また体温中枢は**自律神経**も支配して血流調節によって体温を調節する．また寒い時の**とりはだ**は立毛筋の収縮によって体表の減少とともに体温を上昇させ，暑さで体温が上昇しそうな時には**発汗**による気化熱で体温の上昇を抑制する．これらはみな自律神経の作用である．

2) 体温の上昇　日常的にどの臓器でも活動が盛んになった時には体温上昇がおこる．一番大きい変化としては筋肉の活動，すなわち**運動時の体温上昇**である．そして体表からの放熱と，運動時に汗をかくことには体温を元に戻そうとする作用がある．また，**食事**によっても体温は上昇する．これは，消化管の動き，消化液の分泌や吸収機能などでもエネルギー利用による熱の産生がおこっているからである．したがって**体温の測定**はこのような影響を除外するために**食事や活動の影響を避け**て実施する．

3) 病気と発熱　発熱はいろいろな病気の警告であることが多い．体温の記録は脈拍の記録とともに健康状態の経過観察には必須である．高熱が継続する場合にはまず病原性微生物などによる**感染症**を疑う．一方，日常生活でも打撲，突き指などで部分的な発熱がみられるが，これも**炎症**という治癒過程の反応によるものである．

　病気による**体温上昇**は，病原体による代謝産物や悪性腫瘍の組織で生じた有害な化学物質による刺激，脳の出血や腫瘍などによって生じる物理的な刺激，ヒステリーなどの精神的な刺激などが体温中枢に影響を及ぼすことが原因となる．

　高熱になると身体は自律神経の働きによって呼吸や脈拍の増加，発汗などの変化を生じる．さらに突然おこる複雑な状態として，震えを伴った異常な寒気である**悪寒戦慄**や，高熱の影響による**熱性痙攣**や**神経症状**などがあることも知っておくとよい．

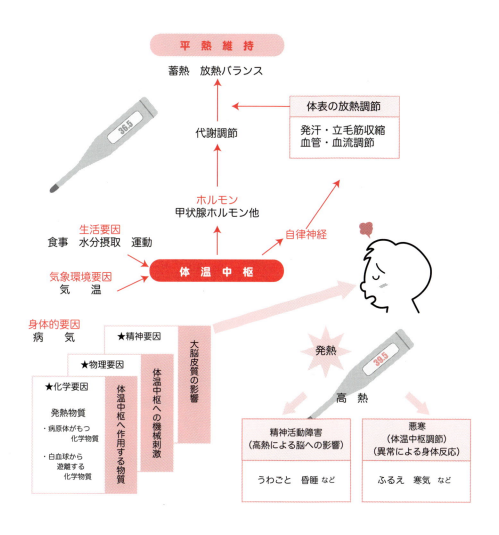

c.2　風邪は万病のもと

1) だれもが知るインフルエンザ（流行性感冒）　強い感染力という特徴をもったインフルエンザはウィルスによって発症する風邪である．代表的な症状には急な高熱，鼻水，頭痛，関節痛，咽頭炎，気管支炎などがあげられる．近年流行しているインフルエンザウィルスは香港型とよばれるものが主流であり，過去に感染した経験のある大人は免疫をもつので罹りにくいが，子供たちの間で多くが感染する呼吸器疾患である．基本的な予防にはうがいや手洗いが大切で，さらに人々が接触する機会を少なくすることにより感染拡大防止をはかるために休校や学級閉鎖，登校停止などの措置がとられる．

　2009年には新型インフルエンザの流行がおこりワクチン接種や有効な抗ウィルス薬タミフルの備蓄などがニュースとなった．しかしさらに感染力の強い新型インフルエンザ流行の危険性が専門家の間では指摘されており，この場合には誰もが感染の経験をもたないため大きな流行となることが予想されている．

2) あまり目立たない風邪（感冒）　感冒の誘因は寒冷などの各刺激があげられるが，直接にはウィルスが関与する．軽症で自然治癒の多いことが特徴である．

　ところで，いわゆる"風邪"には二つの条件がある．第一は，上気道の炎症症状（くしゃみ，鼻水，咳）があることで，第二は，身体の変調（発熱，頭痛，倦怠感など）を伴っていることである．この条件を満たす病気はいろいろあげられるので，それらはまとめて風邪症候群とよばれることがある．

3) 季節と鼻炎　風邪は主に冬期に多いが，現代では春先にスギ花による花粉症でアレルギー性鼻炎に毎年悩まされている人も多く，いわゆる鼻風邪の症状に加え目の痒みも伴う．他にも年間通して多数の花粉が花粉症の原因となっている．

4) 風邪の経過観察と注意点　風邪は"万病のもと"といわれるにふさわしい危険性をもっている．その第一は肺炎，中耳炎，インフルエンザ脳症などの併発である．体力がない小児や高齢者については重症化しやすいことから，とりわけ早めの対応が望ましい．第二は他の病気でありながら初期の症状が風邪と類似している場合である．一般に，病気に伴う症状は時間とともに顕著になる．特に発熱とともに現れる症状の観察は重要で，早めに受診することが望ましい．

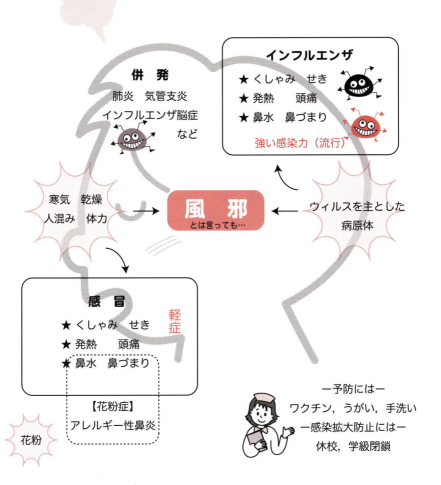

c.3 身近な手当"安静保温"

1) 安静と身体の負担軽減　病気を治すためには身体を休めること，すなわち**安静がまず優先**される．本来，身体のエネルギー消費の視点からいう安静とは，覚醒時に横たわった状態をさしている．すなわち朝に目覚めた時と同じ状態なのである．この状態では，生命維持活動だけのエネルギー消費が行われている．療養時における安静はこれほど厳密ではない．しかし，少なくともエネルギーをできるだけ病気の回復に向けるために身体にかかる負担を最小限にして身体を休めることが大切になる．

　　身体への負担が最も少なくなる姿勢は身体を横たえることである．身体には体位の変化に対し，常に素早い血圧調節機構が備わっており，座位や立位でいるよりも横位のほうが血液を送り出すための心臓の負担は小さい．しかし，進行した心臓病の場合には，**起座呼吸**といって座位のほうを楽に感じる場合もある．

2) 生活と安静　病院で用いる**安静度**は絶対安静，床上安静，院内歩行，外出可能などがあり，エネルギー消費に対応した表示である．これらは病院生活上の目安であるため，日常生活の中で注意したいのは排泄である．重症な場合や安全を重視する場合は「床上排泄」「トイレ歩行可」というように**制限**がつけられる．

　　睡眠はエネルギー消費が最も少ないので身体の負担が軽減され，疲労の回復に好ましい．また，病気の場合だけでなく一般生活でも，睡眠に適した**室内条件**（照明，採光，換気，音など）を配慮することは重要である．

3) 体温保持のための工夫　日常生活で多少変動はあっても体温はほぼ一定の値に維持されるが，**病気の場合**には**不安定**となりやすい．そこで病人の負担や苦痛を軽減するために以下のような**熱エネルギーの調整**を配慮する必要がある．

- **罨法**（あんぽう）**による対応**：熱がある時は**氷枕**を，寒がる時には**湯たんぽ**を使用して病人の体温を外界から調節する．簡便に使用でき，病人の状態にも対応しやすい．
- **衣類/寝具/室温の工夫**：体温を逃がさないようにするには衣類や寝具によって身体の周囲に多くの空気層を確保するとよい．反対に，体温を発散させたい時には部屋の**風通し**や衣類の調節とともに，発汗への清潔保持にもなる**清拭**（身体を絞ったタオルで拭くこと）も効果がある．室温が調節された病室でもその人にとって適切かを確認し，調節することが大切である．

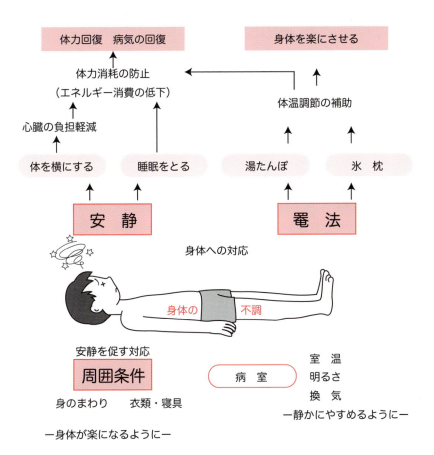

d. かゆみ・発疹──刺激に対する反応

d.1 かゆみと皮膚の反応

1) 痛みと皮膚の構造　皮膚の基本的な構造は**表皮**，**真皮**，**皮下組織**から成り立っている．**角質**という表皮の表面に近い部分はケラチンという線維を含んだ硬い構造であるため，外界からの刺激に対し皮膚を守っている．そして水分が少ないので約40日程度で剥がれおちていく．また，**痛覚**をはじめとした**感覚受容器**は，乳頭層と呼ばれる表皮に近い真皮に分布している神経末端にあり，触覚，温覚，冷覚などとともに皮膚の表面でおこっている情報を信号として脳に送っている．特に痛覚は危険を知らせる役割もあって他の感覚よりも分布の頻度が高くなっている．

　皮膚感覚の刺激からくる神経線維の信号は，脊髄の中で脳へ向かう神経線維との間にあるシナプスという構造を経て脳へ伝えられる．同様に内臓の神経線維も脊髄でシナプスを経て脳に情報を伝えるので，内臓と皮膚で情報の取り違えがおこりうる．

　興味深いことに，痛覚受容器に入る刺激が**閾値以下**であると刺激は脊髄を経て**かゆみ**として脳で認識され，**温熱刺激**，**電気的刺激**も軽度であれば同様の作用があることが知られている．

2) かゆみの原因　かゆみを伴う例には**虫さされ**，**アレルギー**，**湿疹**などがある．原因となる刺激は，真皮の血管や神経の周囲にあるマスト細胞（好塩基球）から**ヒスタミン**という化学物質を放出させ，これが神経を刺激するのでかゆみを生ずる．ヒスタミンは異常事態がおこっていることを知らせる役目をしているが，この働きをおさえる物質は**抗ヒスタミン剤**とよばれかゆみ止めとして使用されている．

　一方，かゆみがさらに増強される原因に引っ掻くことによる**機械的刺激**がある．かゆみが軽減されるように思いがちであるが，実はさらに別のかゆみをおこす物質の分泌と炎症を伴う皮膚の変化をおこす．この変化が新たなかゆみの刺激となるという悪循環をつくり，ますますつらい状態になりやすい．

3) 掻痒症　かゆみを主症状とし，発疹を伴わない状態は掻痒症とよばれる．まず，高齢者によくみられる**乾燥症**は皮膚が水分保持の機能低下をおこし，冬期の湿度の低下も加わってかゆみが発生するものである．次にかゆみを伴う病気の代表的な例として，**糖尿病**，**黄疸**，**尿毒症**などが指摘される．また，皮膚と心は複雑に関連しているのでストレスなどの**精神的原因**によるかゆみも知られている．

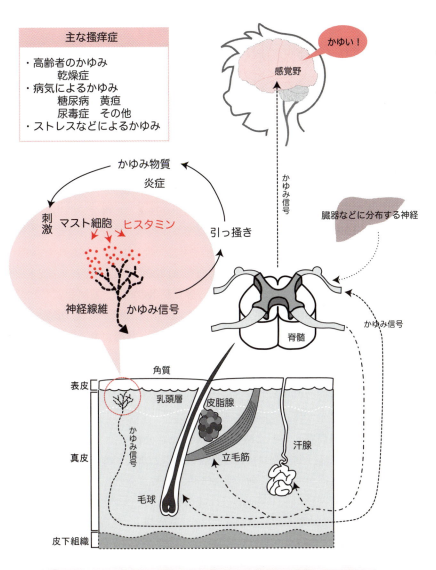

d.2 病気に伴う皮膚の変化

1) 皮膚の観察　顔面の皮膚は常に観察できるため，その色によって総合的に健康状態の変化を素早く確認できるところである．日常生活においても友人の**顔色**がすぐれないとどこか調子の悪いところがないか気になるであろう．さらに病気と関連性の高い代表的な顔色の変化には，**蒼白**（血液循環障害の時），**紫色**（チアノーゼともよばれ，酸素不足の状態），**赤色**（紅潮とも表現し，高血圧や高熱の場合），**黄色**（**黄疸**という状態で肝臓や胆嚢などの病気の場合）などがある．皮膚の大部分は衣類にかくれているので，観察には清拭や衣類交換などの機会を活用する．特に高齢者は入浴時に，新生児・乳児はおむつ交換や沐浴の際に行うとよい．全体をみて変わったことがないかを十分確認するとともに，特におむつかぶれや**褥瘡**の始まりを見逃さないためには**発赤**という初期の変化に注意する．

　病気による皮膚全体の変化は，色，艶，浮腫や脱水の有無，落屑状態などが主要な観察項目で，同時に発疹，丘疹，紅斑や紫斑の有無，水疱や膿疱，潰瘍などの形成などについても確認が必要である．あわせて**かゆみ**，**疼痛**があるかどうかを聞いて確かめるとよい．特に発疹は病気診断の手がかりとなっている場合もあり，形，大きさ，隆起状態，融合，膿の有無などの特徴を見逃さないことが大切である．病気が治っても発疹や傷の影響が皮膚に残る場合を**瘢痕**という．これは皮膚の修復時に真皮や皮下組織に残される変形が影響している．

2) 主な皮膚関連の病気　小児期に罹りやすい感染症には**発疹**を伴うものが多く，麻疹，風疹，水痘，突発性発疹，伝染性紅斑などが代表的である．同時に発熱も伴うなど体力の負担が大きい．対策として麻疹，風疹，水痘は定期の**予防接種**が行われている．

　皮膚科の受診で多い病気には，湿疹，アトピー性皮膚炎，蕁麻疹，接触性皮膚炎，白癬（水虫など），薬疹などがある．これらの病気にはかゆみを伴うことが多く，長期にわたり治療が続くこともある．皮膚科の病気には内科などと関連の深い病気がある．主な病気として**帯状疱疹**と**全身性エリテマトーデス**をあげておく．前者は神経分布に沿って発疹ができ，強い痛みは後に神経痛様の後遺症にもなる．後者は皮膚に限らず全身の結合組織が関与する病気で，顔面に蝶形の紅斑をみることが多い．

《色から把握できる身体の変化》

代表的な顔色の変化

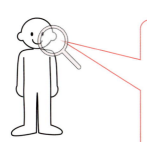

蒼白（循環障害）

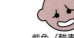
紫色（酸素不足）

赤色（高血圧，高熱）

黄色（黄疸）

皮膚の観察のポイント：色　つや　発疹

皮膚構造の変化を知ろう！

  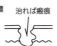 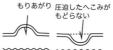

血管の変化	漿液または膿	治れば瘢痕	角質層がはがれおちる	もりあがり	圧迫したへこみがもどらない	つまんだ部分がもどらない
紅斑・紫斑（充血）（出血）	水疱・膿疱	潰瘍	落屑	丘疹	浮腫	脱水

皮膚に変化を伴う主な病気

"発疹を伴う子供の病気"

麻疹
風疹
水痘
突発性発疹
伝染性紅斑
　　　など

"皮膚のトラブル"

湿疹
アトピー性皮膚炎
接触性皮膚炎
薬疹
　　　など

"皮膚変化が主症状となる病気"

帯状疱疹
全身性エリテマトーデス
　　　など

顔色には健康状態が反映されている
発疹の特徴は診断の手がかりにも利用される

d.3　皮膚の保護と手入れ

1）日常生活における手入れ　皮膚は外界から身体を守り，体内や心の状態も反映する大変敏感な組織である．発汗や皮脂の分泌については入浴やシャワーなどで**清潔**を保持し，皮膚を**傷つけない**ような洗浄には石けんをよく泡立てることが有効である．また，**乾燥**に対しても配慮が必要で特にその傾向の強い人（乾燥肌），高齢者，小児などは注意し，**保湿剤**を利用することもある．皮膚の健康で最も基礎となるのは，適切な食事と十分な睡眠をとることである．

2）かゆみに備えた予防の工夫　かゆみのある皮膚の表面は掻くことによってさらに重症化しやすいといわれる．薬を用いるだけでなく，次のような方法も効果が期待できることを知って生活の中で軽減するのも重要である．

　まずかゆみが生ずる機会として皮膚への機械的刺激，皮膚温の上昇，複雑な心の状態などがあげられる．そこで**衣類**の材質や縫い目，汗や皮膚の汚れ，入浴や外出時の**温度差**，さらに精神的ストレスなどに注意したい．また乾燥を防ぐために**保湿剤**を用い，**冷却**することでかゆみを軽減する，あるいは精神的ストレスによるかゆみには何かに**集中**することなどがすすめられる．同様にアレルギーの場合も含めて個人により食べ物，薬，様々な刺激，環境要因などに工夫の余地は残るであろう．

3）褥瘡の原因と予防　病気や寝たきりなどで寝返りをうつことが難しい状態であると**褥瘡**になりやすい．それはベッドと骨との間に体重がかかって長時間圧迫されるため，組織は循環障害の状態になって初期には皮膚が発赤をおこす．さらに**水疱**や**潰瘍**へと進行した状態が褥瘡である．このように組織が壊死をおこした皮膚はもとの状態に戻りにくい．したがって，このような身体の負担を少なくするためにも褥瘡の予防と皮膚の観察が大切になる．

　褥瘡の予防には圧迫の回避，皮膚の清潔や湿潤状態の改善，栄養状態への配慮などが重要である．具体的な圧迫の回避方法には，圧が軽減されるように工夫されている**無圧マット**の使用，**体位変換**（こまめに身体の向きを変えること），**シーツ**や**衣類のしわ**をのばすことなどがある．**高齢者**は皮膚が薄く弱いうえに，栄養状態，発汗や排泄の条件も影響し，寝たきりの場合には特に褥瘡をおこしやすい．特に骨の突出した部分の皮膚には観察と手入れが欠かせない．

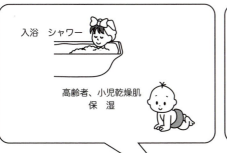

身近な変化に

皮膚の保護と手入れ

《褥瘡予防にも》

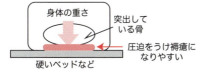

 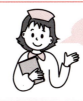

衣類やシーツのしわも圧迫の原因になります

皮膚は外界から身体を守る大切な役割をもつ
褥瘡には予防が一番大切である

6章　健康診断：検査でわかる変化
a．血液の検査（1）——臓器・代謝に関する変化

a.1　代謝異常を調べる検査

1) 糖代謝の異常を調べる検査　グルコースの代謝は糖質代謝の中で最も重要な役割を果たしている．糖尿病は代表的な糖代謝異常で，食事から大量に取り込まれるグルコースを通常のように身体内で利用できない．**糖尿病を診断する時には尿糖**の検査にあわせて**血糖**がまず検査され，詳細な検査として**グルコース負荷試験**が実施される．また継続観察には尿糖，血糖のほかに 2 か月以内の糖質摂取状態を表す数値である**ヘモグロビン A_{1c}**の検査が行われる．

2) 脂質代謝の異常を調べる検査　脂質代謝の異常は血中に含まれる脂質の増加によって把握される．血中脂質はリポタンパク質として血中に存在するので検査方法により 2 通りの表示がある．**第一はリポタンパク質**であるキロミクロン，HDL，LDL，VLDL の検査で，脂質の運搬状況により体内の脂質代謝の情報を知ることができる．特に **HDL コレステロール**，**LDL コレステロール**はそれぞれのリポタンパク質に含まれるコレステロール量を測定した値で**動脈硬化抑制または亢進の状況**を知る手がかりとなる．**第二は血中脂質の種類**ごとに血中に含まれる量を測定するもので，トリグリセリド（中性脂肪），遊離型コレステロール，エステル型コレステロール，リン脂質である．これらの値は**食事との関わりが深く**，脂質の摂取や合成が増加すると血中のトリグリセリドやコレステロールの測定値が増加する．またコレステロールエステルは血液のみに含まれるという特徴のある成分で，トリグリセリドとともにリポタンパク質の内部に含まれて運搬されている成分である．

3) タンパク質代謝の異常を調べる検査　摂取されたタンパク質がアミノ酸に分解され，その多くは身体をつくるいろいろなタンパク質に合成される．そのため血中のタンパク質である**総タンパク質**や**アルブミン**などの測定値はタンパク質摂取に関する栄養状態を知る手がかりとして利用される．さらに，アルブミンの値は浮腫や脱水状態をも反映する．一方，アミノ酸は特殊な窒素化合物の合成にも利用され，その代謝産物として尿には**尿素**，**尿酸**，**クレアチニン**，**アンモニア**などが含まれる．なお尿素の検査名は**尿素窒素**（**BUN**）とよばれ，この尿素窒素とアンモニアは肝臓機能を反映し，腎臓機能も尿素窒素やクレアチニンで把握される．さらに尿酸は核酸に含まれるプリン体の代謝物で痛風と深い関係がある．

1) 糖代謝を調べるには

  血糖　　　　　　　　　血中のグルコース量を測定
  ヘモグロビンA_{1C}　　　2か月以内の糖質摂取状況を知る
  グルコース負荷試験　　インスリンの分泌状況を知る
  尿糖定性検査　　　　　尿に含まれるグルコースの有無を知る

（例）　糖尿病

2) 脂質代謝を調べるには

  リポタンパク質　　　　血中脂質の運搬状態をみる
   キロミクロン　　　　　ーどこに何が運びこまれているかー
   HDL
   LDL
   VLDL

  コレステロール　　　　動脈硬化をみる
   HDLコレステロール　　ー進みぐあいはどうなっているかー
   LDLコレステロール

  血中脂質　　　　　　　体内の脂質代謝をみる
   トリグリセリド　　　　ー摂り過ぎ, 余りのエネルギーが多くないかー
   コレステロール
   リン脂質

（例）　高血圧　　心臓病　　脳血管疾患

3) タンパク質代謝を調べるには

  総タンパク質　　　　　タンパク質の摂取状態をみる
  アルブミン

  尿素窒素　　　　　　　肝機能・腎機能をみる

  尿酸　　　　　　　　　痛風の可能性をみる

  クレアチニン　　　　　腎臓の濾過機能の指標

  アンモニア　　　　　　肝機能（尿素サイクルのはたらき）をみる

（例）　栄養不足　　肝臓病　　腎臓病　　痛風　　筋疾患

摂取された成分が身体でどのように利用されているかを調べる
血液中の特定成分の増減を調べることは診断の手がかりとなる

a.2　浸透圧に関する成分

1) 無機質の身体内における役割　　無機質として摂取した成分のほとんどは**骨や歯の成分**として身体内に存在する．そして，骨や歯はいざというときは仕方なく無機質の貯蔵庫の役割をも果たす．すなわち，血液の成分である電解質は食物に含まれる無機質に由来し，その濃度が保持されるためには，骨や歯が後だてとなっているのである．一方，無機質は水の中では陽イオンと陰イオンに分かれて存在し，電解質という特性をもっている．血液の場合も同様で，いろいろなイオンが含まれその組成は身体の状態によって複雑に変動する．そのようなわけで，血液中の各イオンの濃度測定は身体の状態を知る手がかりとなるのである．

2) 浸透圧維持の重要性　　浸透圧とは細胞の内外における溶液の濃度差から生じる力である．具体的には浸透圧が低いほうから高いほうへ水やイオンのように小さい物質が移動する．ちなみに血液も細胞を外から潤す液体であり，その中に含まれる各イオンが総合されて血液の浸透圧となる．血液の浸透圧が維持されることは細胞に同じ環境を提供することになり，**身体が正常に機能するために重要である**．浸透圧の変化は調節されなければ最終的に浮腫や脱水をもたらすことになる．

3) 血液に含まれる陽イオンと陰イオン　　血液に含まれる陽イオンの主成分はナトリウムイオンである．さらにカリウム，カルシウム，マグネシウムの各イオンも含まれる．いずれも食物の無機質に由来する成分である．これに対し陰イオンは，クロール（塩素）イオンが主要な成分である．さらに，呼吸に由来する炭酸水素（重炭酸）イオン，代謝によって生ずるリン酸イオン，硫酸イオン，硝酸イオンなどに加え，血液の**タンパク質も陰イオンとして働く**．これら全てが浸透圧に関与している．ところで戦国武将が敵に塩を送ったといわれている．塩，すなわち**食塩**（塩化ナトリウム）は血液中の主要な陽イオンと陰イオンを補充するためには欠かせない供給源で，食糧とともに生命維持にも影響しうる重要な物質なのである．

4) 血液に含まれるアルブミンの役割　　タンパク質である**アルブミン**は水やイオンに比べて巨大な物質で細胞の外には移動しない．また分子全体に陰イオンの部分を多くもつことから陰イオンとしての役割も担っているので，細胞の**浸透圧維持**や浮腫の防止に重要な働きをしている．

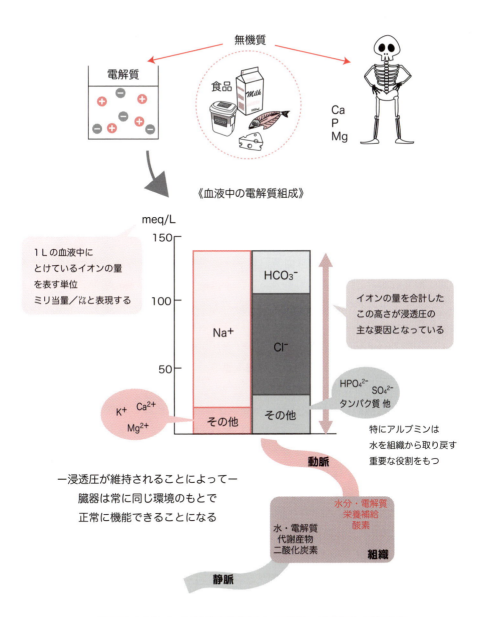

a.3 血清酵素

1) どうして血清中に酵素が含まれているか　臓器を構成する細胞はそれ自身が生きて機能を発揮するためにいろいろな酵素を備えて活用している．ところが細胞が病気によって破壊されるとその中に存在していた酵素は血液の中に溶け出してくる．通常の細胞の置き換わりでも同様のことがおこっているが，病気になると異常に多量の酵素が溶け出してくるため血液中にその酵素活性が増加する．これは血清酵素または逸脱酵素とよばれ，酵素活性が高くなることは臓器の細胞が壊れていることを意味するので，病気となっている臓器を調べることに利用されている．

2) 診断に利用される代表的な血清酵素　血清酵素は多数あり，複数の血清酵素や他の検査も総合して診断が行われる．以下は最も代表的な血清酵素である．

- ALT（アラニントランスフェラーゼ）はアミノ酸代謝に関わる酵素である．代表的な肝機能検査項目であり**肝臓疾患**の時に高い値を示す．
- AST（アスパラギン酸トランスフェラーゼ）もアミノ酸代謝に関わる酵素で同様に代表的な肝機能検査項目である．**肝臓疾患**の時に増加するだけでなく**心筋梗塞**や骨格筋疾患の場合にも増加がみられる．
- LDH（乳酸脱水素酵素）はいろいろな臓器に含まれ**組織の破壊**が生じていることを知る情報となるが，どの臓器が病気になっているかについては以下の**アイソザイム**により詳細を調べることもできる．

3) アイソザイムが存在する血清酵素と診断への利用　同じ作用をもつ酵素でありながら臓器ごとに含まれる酵素のタンパク質組成が異なる場合がある．例えば，クレアチンキナーゼ（**CK**）はクレアチンをリン酸化する酵素であるが，心臓専用（CKA※）と骨格筋専用（CKB※）の酵素がそれぞれ存在し，各臓器の異常を知ることができる．このような酵素はアイソザイムとよばれる．同様に**乳酸脱水素酵素**（LDH☆），アルカリフォスファターゼ（**ALP**）などにもアイソザイムが知られている．

4) その他の血清酵素　上記のほかに日常的に用いられるものに酸性フォスファターゼ（ACP），アミラーゼ（AMY），リパーゼ，ロイシンアミノペプチダーゼ（LAP）などがある．頻度の少ない病気でも診断できるように多くの検査が用意されている．その活用に関する知識は経験とともに常に自分自身で身につけていく必要がある．

血清酵素の由来

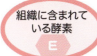

血清酵素(逸脱酵素) E　血液中に酵素が増加する

"組織が壊れています"

【代表的な血清酵素】診断の手がかり

組織が壊れた病気の部分	増加する可能性のある主な血清酵素
肝臓	**ALT　AST　LDH**3☆　γGT　LAP
心臓	**AST　LDH**1☆　**CK**A※
骨格筋	CKB※　LDH5☆
骨	ALP
膵臓	AMY　リパーゼ
前立腺	ACP

・病気の診断に利用される
・太字の血清酵素から覚えておきたい
・病名との関係は詳しい本を参照すること
・LDH（☆記号）とCK（※記号）には
　アイソザイムが存在する（本文と以下の略号を参照）

【略語と酵素名】

ALT：アラニントランスアミナーゼ
AST：アスパラギン酸トランスアミナーゼ
LAP：ロイシンアミノペプチダーゼ
CK※：クレアチンキナーゼ（アイソザイムAとBが知られている）
LDH☆：乳酸脱水素酵素（アイソザイム1〜5が知られている）
ALP：アルカリフォスファターゼ
γGT：ガンマグルタミルトランスペプチダーゼ
AMY：アミラーゼ
ACP：酸性フォスファターゼ

酵素の活性が高くなることは関連する組織が壊れていることを示す
酵素名よりも略号が用いられることが多い

b. 血液の検査（2）——血液の機能に関する変化

b.1 造血機能と貧血

1) 赤血球の働き　血球成分のほとんどを占めている赤血球は酸素を運搬するという大事な働き，すなわち肺で酸素を取り込み組織まで運搬する呼吸に関わっている．赤血球の中には酸素と結合するヘモグロビンとよばれるタンパク質が含まれ呼吸の機能を発揮している．また，血液の赤い色は鉄を含みヘモグロビンを構成するヘムによるものである．

2) 造血機能　赤血球がつくられるのは骨髄である．第1段階では骨髄幹細胞が細胞分裂し，赤血球となる細胞である赤芽球が用意される．第2段階では中に含まれるヘモグロビンが合成される．細胞の核の痕跡がある未完成な網状赤血球が最終的に成熟赤血球となって血液に含まれて循環するようになる．

　赤血球がつくられる過程では，次の化学物質が特に重要な役割をしている．
- エリスロポエチン：腎臓でつくられ，骨髄幹細胞の分裂を促す．
- ビタミンB_{12}：細胞分裂時に核酸合成のために必要である．
- 葉酸：この物質も細胞分裂時に核酸合成のために必要である．
- タンパク質：ヘモグロビン合成に必要なアミノ酸を供給する．
- 鉄イオン：ヘモグロビンのヘムを合成するために必要である．

3) 鉄の再利用　ヘモグロビンを構成するヘムは鉄イオンとアミノ酸から合成される．特に重要な鉄イオンは食物からの吸収だけでなく体内で再利用されている．すなわち，赤血球分解で生じた鉄イオンはフェリチン（貯蔵鉄）として肝臓に貯蔵された後，トランスフェリン（血清鉄）として骨髄に運搬されて利用される．

4) 貧血の原因　貧血とは赤血球の数が減少している状態である．赤血球がつくられるときに必要な物質が不足すると次のような貧血になる．
- 腎性貧血：腎臓のエリスロポエチン合成不足で骨髄幹細胞分裂が開始しない．
- 巨赤芽球性貧血：ビタミンB_{12}や葉酸の不足で骨髄幹細胞分裂が継続しない．
- 栄養性貧血：タンパク質や鉄の摂取不足でヘモグロビンが合成されない．
- 鉄欠乏性貧血：鉄の摂取不足でヘムが合成されない．

上記以外の主な原因には，外傷などによる大量出血，骨髄の障害，赤血球膜が壊れやすくなる病気に伴う溶血などがあげられる．

赤血球ができるまで
－関係する特殊な物質は何か－

骨髄幹細胞

細胞分裂をスタートさせる物質
エリスロポエチン
(腎臓でつくられる物質)

細胞分裂

赤芽球

DNA 合成に必要な物質
ビタミン B_{12}
葉酸

ヘモグロビン合成に必要な物質

運搬
トランスフェリン

フェリチン

Fe 貯蔵

鉄イオン
アミノ酸

不足すると…

主な貧血
栄養性貧血
鉄欠乏性貧血
巨赤芽球性貧血
腎性貧血

網状赤血球

成熟赤血球

要点 赤血球は骨髄幹細胞が分化してつくられる
フェリチンとトランスフェリンは鉄の再利用に関与する

b.2　白血球の種類と身体防衛

1) 白血球の働き　白血球は赤血球に比べるとはるかに数が少ない．また5種類ある白血球の中で多いものは好中球で，ついでリンパ球，単球となるが好酸球と好塩基球は非常に少ない．ところが，感染症などに罹った時には発熱とともに**白血球の数が急激に増加**してこれによって病原体を攻撃する．したがって，白血球数の検査は炎症を知る重要な手がかりにもなっている．

このように白血球は**身体を守る**うえで重要な役割を果たしている．一般に**身体の抵抗力**という場合は，白血球のうち特に好中球の働きによる食作用と，リンパ球のつくる免疫の働きのことをさす．

2) 主な白血球の役割
- **好中球の働き**：感染や外傷が生じると血管は透過性が上がるので白血球は血管壁から血管の外に出て患部に移動してくる．そして**食作用**によって病原体を取り込み消化・殺菌作用で処理をして身体を守っている．この働きは主に好中球によるものでその後，死滅した**白血球は膿となって排出**される．
- **単球**：末梢血中には単球として存在し，組織に病原体が侵入すると**食作用**で取り込み，**マクロファージ**として病原体の抗原に関する**情報を提示**する．これによってリンパ球は免疫機能を発揮するようになる．
- **リンパ球**：リンパ球にはBリンパ球とTリンパ球がある．前者の**Bリンパ球**は細菌のもつ抗原に反応して特殊なタンパク質である**免疫グロブリン**（**抗体**）をつくり，抗原抗体反応で細菌の働きをおさえる．後者の**Tリンパ球**（細胞性免疫）としては**キラーT，ヘルパーT，サプレッサーT**の3種類がつくられ，マクロファージと関わりをもちながら病原体を攻撃する体制を整えている．
- **その他**：**好塩基球**は**アレルギー反応**で増加する．**好酸球**は顆粒中にヒスタミンを含み炎症部位で放出する．組織内にある好塩基球はマスト細胞とよばれる．

3) サイトカイン　リンパ球やマクロファージが分泌するタンパク質をサイトカインという．この物質は周囲の組織や細胞に影響をもたらし，その種類も複数存在する．その一種，インターロイキンはTまたはBリンパ球の**活性化**に作用することが知られている．

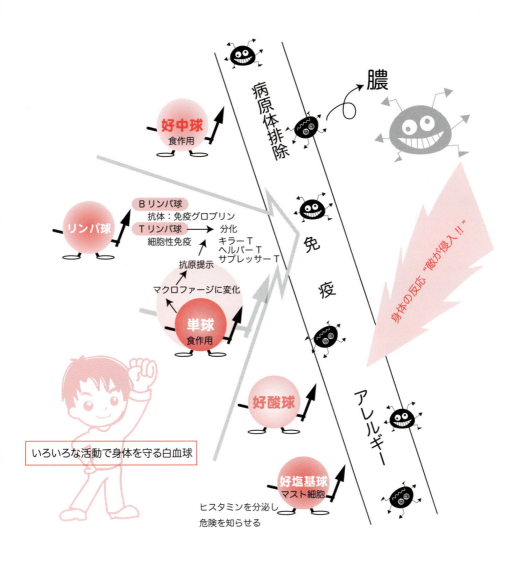

 白血球は炎症によって数が増加する
白血球の主な身体防衛機構は食作用と抗原抗体反応である

b.3　血液凝固のしくみ

1) **血液凝固の概要と主要な因子**　血液凝固は組織のトロンボプラスチンとカルシウムなどの働きで開始し，多数の因子が相互作用する．そして最終過程ではプロトロンビンがトロンビンに変わり，トロンビンがフィブリノーゲンをフィブリンに変えることによって，フィブリンの繊維で血球が包まれて血餅ができる．

2) **血液凝固の詳細に関わる因子**　組織や血管が損傷を受けた場合の出血と，血管壁の異常などによる出血とでは血液凝固に関与する因子が異なっている．そのしくみは古典的な第XIII因子までのうち第VI因子は欠番のため，12種類が明らかにされ，さらに他の補助因子が関与することもわかってきている．

　血液凝固因子による病気の中で初心者として知っておきたいのは血友病である．血友病Aは第VIII因子，血友病Bは第IX因子の欠如によるもので血液凝固時間が長いため出血が止まりにくく，外傷や抜歯などに注意が必要になる．

3) **肝臓疾患と血液凝固異常**　血液凝固因子であるプロトロンビンとフィブリノーゲンなどは肝臓において合成されるため，重傷な肝臓の病気の場合には凝固時間の遅れを伴うことがある．

4) **ビタミンKと血液凝固異常**　プロトロンビンの合成にはビタミンKが補酵素として必要とされることも重要である．特に新生児はビタミンKの不足で頭蓋内出血や新生児メレナというような出血を伴う病気になりやすい．そこで新生児室では予防のためにビタミンKを補充的に経口投与する．

5) **主要な抗凝固剤**　血液凝固を阻止する物質は抗凝固剤とよばれる．ヘパリンは身体でつくられている物質で血管では血液が凝固しないように作用している．また血液を固まらない状態で採血する際の注射器にはヘパリンが塗布されている．一方，脳梗塞のような血栓症の治療にはワルファリンとよばれるビタミンKの働きをおさえる抗凝固剤が投与されるので，出血時には血液が凝固しにくくなる．

6) **血管内で凝固した血液が溶解されるしくみ**　血管壁の異常による血液凝固も時間が経過するとやがて溶解していく．これはプラスミノーゲンという物質がプラスミンに変化しフィブリンを分解する酵素として作用するためで．血球を包み込んでいたフィブリンの繊維が切り離されて血球の塊が溶解する．

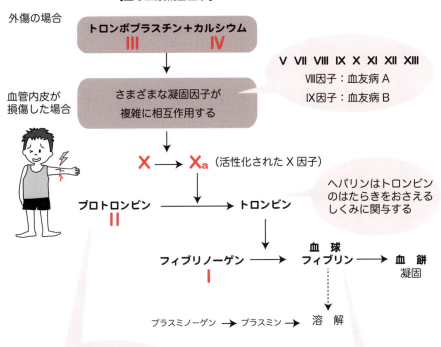

主要な血液凝固因子は肝臓でつくられる
ヘパリンは代表的な抗凝固剤である

c. 尿の検査——排泄される成分の変化

c.1 尿をつくるしくみ

1) 腎臓の働き　**腎臓は尿をつくる臓器**であり，その特徴ある形はそら豆に似ているといわれる．腎臓の機能は無数の微細な**ネフロン**とよばれる特有な構造によるものである．ネフロンをさらに詳しくみると，**糸球体**，**ボーマン嚢**，**尿細管**から構成され，濾過，再吸収，分泌という機能を総合して尿をつくりだしている．ネフロンの構造と各機能の関係は次のようになっている．

- **濾過**は血液に含まれる成分のうちで血球やタンパク質以外の成分が糸球体からボーマン嚢に移動するしくみで，濾過された液体は**原尿**とよばれる．
- **再吸収**は原尿から身体に必要な成分が**尿細管へ戻される**しくみである．
- **分泌**は選択的に特定の成分が血管から**尿細管に排出される**しくみである．

　腎臓に入る血管は細く分岐し，毛細血管となりネフロンの糸球体を構成する．その後，尿細管の周囲を取り巻きながら集合して静脈となり腎臓を出ていく．腎静脈を流れる血液は身体に不要な成分が取り除かれた状態になって心臓へ戻っていく．すなわち**腎臓は浄化装置の働きをしているのである**．

2) 尿の生成　腎臓へ運ばれる物質は種類，身体の状態などにより，処理が異なっている．異常尿が排泄されるしくみを理解するためにも次の知識が必要である．

- **グルコース**：原尿として濾過される成分であるが，身体のエネルギーとして必要な成分であるため**完全に再吸収**され血液の成分として戻される点は他の物質と大きく異なる．そしてグルコース再吸収の能力は多少個人差がみられる．
- **水分**：原尿として濾過される主要成分である．濾過された水分は，身体の水分維持の**必要性に応じて**尿細管で**再吸収**され，残りが尿の成分として排泄される．その調節は**抗利尿ホルモン**の作用によるものである．
- **各種イオン**：原尿として濾過される成分が，身体の必要状況にあわせて**再吸収**される．ナトリウム調節には**アルドステロン**（ミネラルコルチコイド）が，カルシウムとリン調節には**パラトルモン**（上皮小体ホルモン）が関与する．
- **尿素，尿酸，クレアチニン，アンモニアなど（窒素代謝産物）**：身体には不要な物質であるため最終的に尿に含まれ**排泄**される．特にアンモニアは分泌による排泄が行われる．

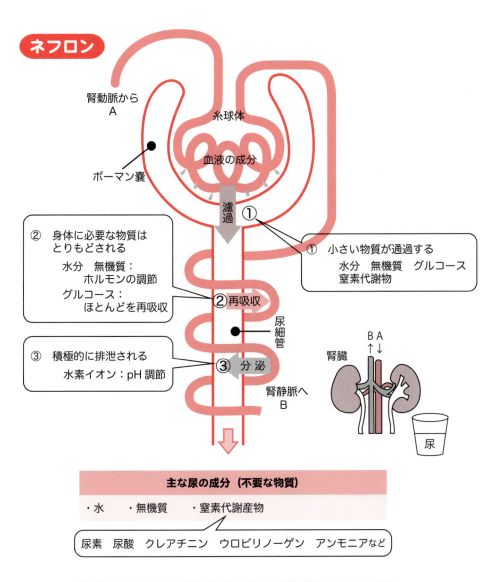

c.2 糖尿・血尿・タンパク尿

1) 糖尿（グルコース尿）の排泄　グルコースは腎臓で再吸収される物質なので，**尿には含まれていない**のが普通である．それにも関わらずグルコースが尿に含まれるのは，血中のグルコース濃度があまりにも高い状態である**高血糖のために再吸収しきれずに排泄**されることによる．これが**糖尿病**における尿糖が陽性になるしくみである．すなわち再吸収機能には限界がありこれを**閾値**と表現する．一方，**生理的糖尿**というグルコースの排泄がみられることがあるが，これは個人の閾値の違いによるもので，健康上問題にはならない．

2) タンパク尿の排泄　タンパク質も通常は排泄されないが，腎臓の病気で**ネフロンの構造に変化**がおこると，比較的大きなタンパク質も排泄されるようになる．生理的なものとしては立っている時にだけにみられる**起立性タンパク尿**が代表的である．

3) 血尿（ヘモグロビン尿）の排泄　血尿には肉眼で明らかに確認できる場合と確認できない潜血とがある．血液やヘモグロビンは通常には検出される成分ではない．しかし，検査時における注意点として**月経**による血液が混入している検体が提出されることがあるので問診や再検査での確認が必要である．血尿は膀胱炎，腎臓や膀胱の結石，腫瘍などをはじめ**尿路系の様々な病気**にみられる変化であり，精密検査で明らかにされる．特発性腎出血とよばれ，中年以降の女性に多くみられる血尿も頻度が高く経過観察は必要であるが，日常生活ではあまり問題にならない．

4) ウロビリノーゲンの排泄　ウロビリノーゲンはビリルビンの代謝産物のごく一部が尿中に含まれるもので，ビリルビン代謝の状況を簡便に把握できるところに意義がある．すなわち尿のウロビリノーゲンの増加は肝臓や黄疸の状態を反映する．一方，**健康な人の場合でも少量のウロビリノーゲンは排泄**されるが，これはビリルビンの排泄と腸肝循環が関係しているためである．陰性の場合には胆道の閉塞が原因であることが多い．

5) その他　通常の尿は淡黄色を呈しているが，黄疸ではビリルビンが含まれるためにさらに濃い褐色となる．対照的に，水に似た**薄い色の尿**が排泄される場合は**水分摂取の増加**，**糖尿病**，**尿崩症**などの特徴となっている．また，**重傷糖尿病**では揮発性のにおいをもつ**ケトン体**が尿中に排泄されることも知っておくとよい．

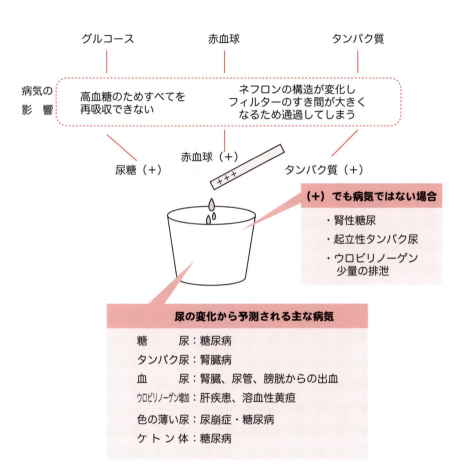

あまりに血糖値が高いと腎臓で再吸収されなかったグルコースは尿に含まれる
病気で糸球体の構造が変化し,赤血球やタンパク質が尿に含まれることがある

c.3 病気による尿の変化

通常の尿検査は随時尿により含まれる成分や性状の変化を確認する．

1) **尿の量や回数の変化**　1日の尿量は蓄尿により測定され，通常は **1.5 L** 程度であるが，**水分摂取や身体の状態，病気との関わり，年齢**などいろいろな条件により変動する．主な尿量の変化には次の表現が用いられる．

- **多尿**：尿量が多量（3～4 L）になることをいう（例：尿崩症，糖尿病）．
- **乏尿**：尿量が 200～300 mL しか排泄されない状態をいう．
- **無尿**：尿量が 50～100 mL 以下の場合をいう．
- **頻尿**：尿量は普通でありながら，排泄回数が多くなることをいう．
- **不可避尿**：身体機能維持に必要な最小限の尿量で 500 mL である．
- **尿閉**：尿は生成されているが排尿されない状態をいう．

2) **尿の色調変化**　通常はウロクロームによる淡黄色で透明であるが，特有な成分による色調の変化は病気を知る大事な手がかりになる．

- **血尿**：赤血球の赤い色を反映するが，肉眼ではわからないものは潜血という．
- **ビリルビン尿**：排泄量に応じて褐色が濃くなる．
- **その他**：**薬剤の影響や食用色素**が尿の色に影響することはよくあるので注意が必要である．まれな色の変化として乳糜尿（脂肪が含まれる乳白色の尿），ポルフィリン尿（ポルフィリン体によるワインレッドの尿）もある．さらに褐色細胞腫の場合は尿を放置しておくと黒色のメラニンを生ずる．

3) **尿の異臭**　以下は代表的な病気の特徴となる臭いである．

- **アンモニア臭**：肝臓の病気が進行するとアンモニアを尿素に変化させる**尿素サイクル**の機能が低下するために，血中にアンモニアが増加し尿に排泄される．
- **アセトン臭**：糖尿病の場合は脂質代謝亢進によって**ケトン体**が排泄される．

4) **尿検査の詳細**　身体内の情報がわかる詳細な尿検査を以下に紹介しておく．

- **pH**：酸性またはアルカリ性の状態は代謝や食事との関わりがある．
- **比重**：含まれる物質の量，病気による尿量の変化によっても比重は変化する．
- **尿沈渣**：常温で結晶となった化合物や細胞成分などの有無を顕微鏡で確認する．
- **異常成分**：定性試験は＋－を判定し，定量試験では含有量を測定する．

―生命にも関わる水分排泄―

尿量

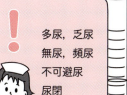

多尿，乏尿
無尿，頻尿
不可避尿
尿閉

―見た目に異常があるとき―

色調混濁

・色の変化と含まれる成分
　赤（赤血球）
　褐色（ビリルビン）
　ワインレッド（ポルフィリン体）
　黒色（メラニン）
　注意事項：
　　食用色素や薬が原因の場合もある

・濁りの原因
　　細胞　細菌　無機質の析出

―特殊なにおいがしたら―

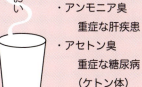

におい

・アンモニア臭
　　重症な肝疾患
・アセトン臭
　　重症な糖尿病
　　（ケトン体）

その他

・pH　食物や代謝により変化
・比重　水分摂取に応じて変化
・尿沈渣　沈殿物を顕微鏡で判定
　　・無機質の結晶
　　・赤血球　白血球
　　・バクテリア
　　・ガン細胞　など

―さらに詳しい検査では―

要点　尿は身体内の状態に関する情報を伝えている
　　　尿は採取が簡単であるため，異常をみつける簡易検査に適している

d. 各種検査——多角的に調べる身体内部の変化

d.1 様々な精密検査

1) 検体による検査　身体に由来する検体を使って体内の変化を調べる方法で，すでに扱った生化学検査と尿検査以外に次のような検査がある．

・**細菌検査**：感染の原因となっている細菌は何であるかを明らかにするために血液や痰をはじめ身体から採取されるいろいろな検体が用いられる．また抗生物質を投与する場合に，効果あるものを選び出すためにも実施される．

・**免疫（血清学）検査**：血清の部分に含まれる免疫力の測定や，炎症の有無を確認する時に実施される．原理は抗原抗体反応を利用し，様々な感染症の判定をはじめ，ガン，血液型，アレルギー疾患の検査なども含まれる．

・**血液検査**：赤血球や白血球の数や大きさの測定，ヘマトクリット，ヘモグロビン量，赤血球沈降速度など多くの検査は，基本的なデータであるため実施されていることが多い．赤血球数，ヘマトクリット値，ヘモグロビン量から算出される平均赤血球容積（MCV），平均赤血球ヘモグロビン量（MCH），平均赤血球ヘモグロビン濃度（MCHC）の3種類は，貧血の種類を知る手がかりとして活用されるので看護実習や国家試験の場合には知っておきたい指標である．

2) 形態または機能の検査　病気の変化は進行すると形態や機能の変化を伴うことが多い．特に身体内の変化を直接に外部から確認する方法に次の検査がある．

・**病理検査**：組織や細胞を取り出し，形態などの異常を顕微鏡などで調べる．

・**X線検査**：骨や空気はX線を通さないので肺や骨の病気の診断に用いられる．さらに造影剤使用により消化管など各種臓器の変化を見つけることができる．

・**超音波検査**：超音波で臓器や組織の変化が検出できる．苦痛を伴わない長所があり早期発見にも利用される．また，胎児の経過観察にも活用されている．

・**生理機能検査**：肺活量，心電図，脳波などにより各臓器の機能を総合的に把握する．

・**眼底検査**：網膜の血管の写真を撮影し，動脈硬化の進行状態が判定できる．

・**CT検査**：X線を利用して身体の断面を撮影できる．特に急性期の脳外傷や脳血管障害の診断に使われる．

・**MRI検査**：電磁波により身体の断面を撮影し，柔部組織の像も鮮明である．同じ方法により，MRAでは脳血管などを造影剤なしで撮影することができる．

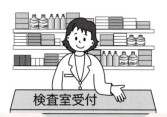

検査室受付

身体の部分を外から調べます
超音波

採血します 腕を出してください
生化学検査 免疫血清検査 血液検査

身体の中を調べます しばらく動かないでください
X線，CT，MRI

尿をコップにとってきてください
尿検査

目の奥の写真をとります
眼底検査

身体から取り出した組織などを調べます
病理検査

呼吸や心臓の機能を調べます
生理機能検査

痰や便を調べます
細菌 その他

終了
結果はお医者さんからお伝えします

病気による変化をいろいろな方法で確認する
苦痛が少なくて，詳細な情報がえられる方法がとり入れられている

d.2　バイタルサインの重要性

1) バイタルサインとは　　バイタルサインとは，いわば**生きている証**である．生命兆候ともよばれ，該当項目が良好な条件に満たされてこそ，私たちは普通に生活できるのである．人の健康状態を把握する際に**呼吸**，**脈拍**，**体温**，**血圧**，**意識**レベルなどをまとめてバイタルサインとよび，これによって体調変化の観察や，生命継続状態の確認をする．各数値は日常的な活動によっても変化するが，総合的な調節機能によって身体は良好な状態が維持され，活動が終了した時には平常の数値を回復する．通常は手軽な機器によって測定するが，重症な場合には継続観察ができる専用の機器も病棟で用いられる．特に救急医療の現場では重要な情報である．

2) 脈拍からわかること　　1分間に心臓が収縮する回数を手首（橈骨動脈）で計測するのが一般的である．さらに確認しにくい場合には心臓に近い太い血管である頸動脈で確認する，または直接に心音を聴診器で確かめる．また，脈拍数が多い（**頻脈**），少ない（**徐脈**），規則性の乱れ（**不整脈**）などからは**心臓の機能**を知ることができる．

3) 血圧からわかること　　血圧計は血流の**血管壁への圧力**を測定する．その値は血管の弾力性に影響する**動脈硬化**の程度を反映するとともに，血管の状態に対応して血液を送り出す**心臓の収縮機能**の負担をも表している．

4) 体温からわかること　　いつも変わりないことを客観的に確認する最も簡単な方法は体温計による体温の測定である．多少の変動を示しながら人体は恒常性を維持するものなので，体温上昇は**炎症をはじめとする病気の現れ**であることが多く，日常的な健康状態の把握に大変よく利用される．一方，病気の診断，経過観察さらに救急医療に至るまで，総合的に身体状態を知る手がかりとしても活用される．

5) 呼吸からわかること　　1分間の呼吸数も客観的には大事であるが，呼吸のしかたや息苦しさの表現などは**呼吸機能障害**の程度を知る手がかりになる．

6) 意識レベルの確認　　大脳や脳幹網様体の活動が低下すると**昏睡**，**傾眠**，**錯乱**などの状態に陥るが，これらは**意識障害**とよばれる．その重症度は刺激に対する覚醒や身体反応で確認するが，身体をゆするような刺激は病状に影響するので回避する．何気ない声かけに対する患者さんの反応も実は重要な意識の確認といえる．

バイタルサイン

意識レベル
- 声かけに反応がある
- 身体の刺激に反応する
- 昏睡状態など

○○さん きこえますか？

体温
- 炎症等病気により上昇することが多い
- 体力が低下すると病気でも上昇しないこともある

血圧
- 心臓の収縮機能
- 動脈硬化の影響

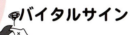

呼吸
- 呼吸数と規則性
- 呼吸時の様子

脈拍
- 心臓の収縮回数
- 収縮の規則性

生命維持に異常がないかを知る最も重要な手がかり

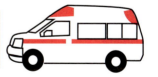

生きているうえで不可欠な機能の維持状態をまとめてバイタルサインという
いつもと変わりがないかを確認できる基本的な項目を測定する

d.3 ガンの検査

1) ガンが発生するしくみの概要　人体の成長が終了してからも部分的には細胞の増殖機能は保持され，必要に応じてその機能は発揮されるようになっている．例えば，傷の修復は必要な時期に限って新たな細胞が補充され，完了した時にはもはや細胞の増殖は行われない．このように平常なら**必要な細胞分裂は目標に達すれば停止する**機構が働くので細胞分裂は無限に継続するものではない．

ところが細胞分裂の停止機構が作用しないで急速に細胞が過剰増殖することによって生ずるのが悪性新生物で，発生の背景には遺伝子が関与する．そのうちで頻度の高いガンは**上皮細胞**に由来するものである．ヒトはもとよりガン原遺伝子，ガン抑制遺伝子の両方をもっており，様々な契機によってガン原遺伝子が突然変異をおこし**ガン遺伝子**に変化してガン細胞の分裂が開始する．また，ガン抑制遺伝子の突然変異によってもガンが発生する．また，どの細胞も同じように停止機構のない細胞分裂を開始する可能性をもっている．

ガンの発症の契機には放射線，たばこ，ウィルスなど多くの要因が指摘されていたが，最近では食事などの**生活因子**もガンの発症や予防にも関与することが専門家から指摘されている．ガン発症の要因を回避する努力は大事であるが，現代の確実なガンへの対処方法は早期発見と早期治療である．

2) 日本人に多い悪性新生物と治療の進歩　悪性新生物はいろいろな臓器に発生するが，日本人にとっては**胃ガン**，**乳ガン**（女性），**子宮ガン**（女性），**大腸ガン**，**肺ガン**などが代表的なものである．これらは早期発見が重要であるとして検診も実施されている．しかし，今でも**死因の第1位**であり，だれにとっても気がかりな病気である．治療については，多くは手術が主要な方法であるがその技術は少しずつ進歩をとげている．また，抗ガン剤治療，放射線療法の併用，ワクチンの開発など様々な治療への取り組みがあり，その動向を注視しておきたい．

3) 代表的なガンの検査　従来用いられる多くの検査は腫瘍の像をX線などで見つけ出す方法，または，ガン細胞を病理学的に検出する方法などである．しかし，より早く見つけ，診断や経過観察のためにガン細胞に特有な物質，あるいはつくりだされる成分を検出する方法も用いられ，これらは**腫瘍マーカー**といわれる．

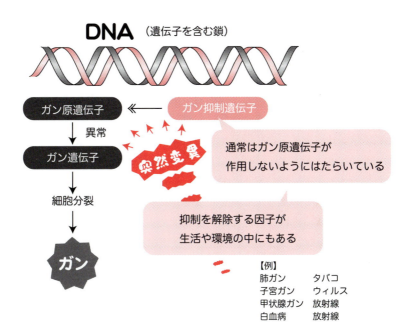

日本人に多いガン / 代表的なガンの検査

日本人に多いガン	代表的なガンの検査
胃ガン	バリウムを利用したX線検査，胃カメラ
乳ガン（女）	触診，マンモグラフィー（X線）
子宮ガン（女）	粘膜細胞の検査
大腸ガン	便の潜血検査，内視鏡検査
肺ガン	X線検査，ヘリカルCTなど
その他	腫瘍マーカー 幼若な細胞に特有な物質を検出する方法

通常の細胞分裂における停止機構がガン細胞では失われている
ヒトはガン原遺伝子とガン抑制遺伝子の両方をもっている

7章　老化：気づかぬうちに進みやすい変化
a.　肥満・動脈硬化——成人期に始まる危険性

a.1　メタボリックシンドローム

1) 肥満の危険性　以前から脳卒中，心臓病，糖尿病などは働き盛りに多い病気であるとともに，**生活習慣**が発症に関わる病気であることが指摘されており，その予防には病気の準備状態である肥満への対策が重要であると考えられていた．

　肥満は体脂肪の増加した状態であり，指標として BMI（Body Mass Index＝体重（kg）/身長（m）^{2}）が用いられ，**25 以上であると肥満と判定される**．さらに，体脂肪の貯蔵される場所に注目すると内臓脂肪型肥満は糖尿病，脂質異常症，高血圧などとの関連が深いと考えられている．近年，これらの病気は予防対策ではメタボリックシンドローム（内臓脂肪症候群）とよばれるようになった．

2) メタボリックシンドローム対象者と予備軍の判定　特定健康診査は健康面で将来に危険性をもつ人々を早期発見するために地域や職場で実施されている．

　まず胴囲は**男性 85 cm，女性 90 cm** 以上で区切り，さらに血糖，脂質，血圧の測定をする．その結果については①空腹時血糖 100 mg/dL 以上，ヘモグロビンA_{1c} は 5.6% 以上，②収縮期血圧 130 mmHg または拡張期血圧が 85 mmHg 以上，③中性脂肪 150 mg/dL 以上または HDL コレステロール 40 mg/dL 未満という基準を設定し，あわせて喫煙歴も考慮する．これらの基準による対象者とその予備軍の選出は，治療中も含めて判定基準の 2 項目以上の該当者としている．

　このような方法で選出された人々には個人にあわせた生活習慣改善の保健指導が行われる．さらに対象とならなかった人にも予防のための情報が提供されている．

3) メタボリックシンドロームに関連する病気　成人期に発症しやすい肥満は動脈硬化の進行と関連しながら徐々に代表的な病気である高血圧，糖尿病，心臓病や脳血管疾患などをひきおこす．それらの治療を継続してもさらに状態が進むことが多く，高齢期に入ると脳出血，脳梗塞，狭心症，心筋梗塞，重症な糖尿病などが成人期よりも増加し，やがて介護も必要になってくる．さらに，主要な死因としても，ガンに次いでこれらの病気が多く含まれている．

　2008 年 4 月から始まった厚生労働省のメタボリックシンドローム対策は，こういった重大な病気を予防し，国民の生涯にわたる生活の質を維持・向上させるとともに，高齢化に伴い増加する医療費の削減を目指している．

早めにさがそう！
メタボリックシンドロームの人たち

腹囲は？

男性　85cm 以上

女性　90cm 以上

2項目以上該当しませんか？

① 血糖
- 空腹時血糖 100mg/dL 以上
- HbA₁c 5.2% 以上
- 薬剤治療をうけている

② 血圧
- 収縮期血圧 130mmHg 以上
- 拡張期血圧 85mmHg 以上
- 薬剤治療をうけている

③ 脂質
- 中性脂肪 150mg/dL 以上
- HDL コレステロール 40mg/dL 未満
- 薬剤治療をうけている

BMI* は？

* 体重／(身長)²
　体重 (kg)
　身長 (m)

喫煙歴は？

具体的にどうすればよくなるのだろう？

生活習慣病予防

生活指導

放置すると・・・

肥満・動脈硬化

高血圧　　糖尿病　　心臓病　　脳血管疾患

生活習慣を変えて将来の健康維持をはかる
肥満, 動脈硬化はさまざまな成人期の病気をもたらす

a.2　動脈硬化に関係する変化

1) 動脈硬化に伴う血管の変化と特徴　年をとると血圧が高くなるといわれるが，そのしくみを理解しよう．若い人の血管は筋肉と結合組織の層で構成されている．これに対し，高齢者の血管は本来の**血管の内膜にコレステロール，脂肪が取り込まれ**，さらに赤血球なども血管の内腔に付着して狭くなる．その結果，高齢者の血管は**弾力性を失い，血圧が高くなる**のである．このような変化を動脈硬化とよび，やがて血液が全く流れない梗塞へと進行する．そして動脈硬化には様々な病気が伴う．高血圧と遺伝の関係も従来指摘されているが，生活因子によって影響を受けることは予防対策を立てるうえで重要になってくる．

2) 動脈硬化を進める要因　動脈硬化がおこるしくみはいまだに不明なところがあり，老化現象だけが原因とは限らない．一般的にエネルギーのとりすぎによる**肥満**，**運動不足**，**食塩過剰摂取**，**酒**，たばこ，**ストレス**などが関与すると経験的に指摘されてきた．とりわけ，エネルギー摂取過剰は脂質代謝や血中脂質（リポタンパク質）代謝に変化をもたらす．動脈硬化の進行状況を把握するためには以下のような脂質代謝の異常が調べられ，治療に活用されている．

3) 動脈硬化の進み具合を知る指標　エネルギーのとりすぎは脂質の合成，すなわち脂肪（トリグリセリド）やコレステロールの合成を促す．脂肪は身体に皮下脂肪や内臓脂肪として蓄積され，体重増加や腹囲の増加となり，血中でも脂肪やコレステロールが増加する．そこで血中の**トリグリセリド**や**コレステロールの増減は脂質代謝の状態を把握する**手がかりとなっている．

　しかし，最近は血中の脂質はリポタンパク質として検査されることが多い．**LDL**（超低密度リポタンパク質）は血管壁も含めた末梢組織に**コレステロールを運び込む**ように働いている．これに対して **HDL**（超高密度リポタンパク質）は末梢組織から**コレステロールを運び出す**機能をもっている．すなわち，LDL または HDL に含まれるコレステロールの測定値は動脈硬化の進行状況にも関与している．そこで **HDL コレステロールは動脈硬化抑制，LDL コレステロールは動脈硬化促進の指標**として重要視されている．このように脂質の血中成分の量だけでなく，その運搬の状況を知るうえで LDL や HDL が利用されているのである．

若い人の血管

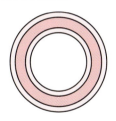

内腔が広い（たくさんの血液が通る）
血管に弾力性がある

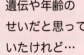
遺伝や年齢のせいだと思っていたけれど…

高齢者／高血圧の人の血管

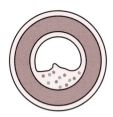

内腔が狭い（血液の通りが悪い）
コレステロールなどが血管の内壁に蓄積する（動脈硬化）
血管に弾力性がない

エネルギーのとりすぎ　　　→　　脂肪の合成・蓄積　　→　肥　満
運動不足　　　　　　　　　　　　コレステロール合成　→　動脈硬化
食塩のとりすぎ
酒，タバコ，ストレス

HDL コレステロール：抑制中の指標
　　　　　　　　　コレステロールは血管壁から運び出されていることを示す
LDL コレステロール：進行中の指標
　　　　　　　　　コレステロールが血管壁に運び込まれていることを示す

動脈硬化は運動不足とエネルギーのとりすぎで促進する
HDL, LDLコレステロール値で，動脈硬化の進行状況を把握する

a.3 加齢による健康状態の変化

　私は以前に在宅高齢者とその家族を支援するサービスを提供する訪問看護ステーションの活動を調べて専門誌に報告した．高齢者とその家族の現実を理解し，年齢による健康状態の変化を学んでいただくためにその概要を以下に紹介する．

1) **サービスを利用した高齢者の特性**　サービス受付時の年齢は 70 代 64 名，80 代 78 名，90 歳以上 38 名（うち 100 歳以上 3 名）と高齢であり，女性の方が多く 119 名であった．健康面での問題点として**認知症** 42 名，後遺症による**麻痺** 40 名，**骨折・骨粗鬆症** 30 名，ついで消化器疾患，循環器疾患，パーキンソン症候群，慢性呼吸器不全がそれぞれ 10〜20 名程度で，サービスを依頼する原因となっていた．

2) **サービス活動の特性**　高齢者が在宅生活を維持するには健康面の支援とともに生活全般に対する支援が必要になる．そこで看護と介護の職員によるチームワークをはかり高齢者とその家族を包括的にサービスの対象とする活動を提供した．

3) **利用の多い支援**　重症疾患やターミナル期の高齢者には**看護技術**が必要とされる．経過観察，排便コントロール，褥瘡予防処置，ネブライザー，吸引（当時，介護職に制限があった）をはじめ，医師の指示に対応した活動も含まれる．しかし，多くの看護活動は家族（介護者）への支援である．介護に関する**相談**，技術**指導**，様々な**連絡調整**，介護者の**精神的なサポート**などが主な活動であった．

　介護職が関与する活動は大変多い．**食事**（最も重要な食事介助，準備，片付け，料理），**排泄**（声かけ，排泄介助，おむつ交換），病院への**送迎**などは，いずれも自立していない高齢者に必須である．介護者の負担軽減として，食事のほかに，掃除，洗濯，買い物など，高齢者や家族に必要な**生活要因にも手助けが必要**となる．

4) **その人らしさを大切に**　15 年間にわたる活動は折しも介護保険制度の導入への過渡期であった．介護保険は利用者の経済的負担を大きく減らすという利点があるとともに，制度のうえで活動に制限がかかる面が出てくる．だが「その人らしさを大切に」とする私たちのサービス方針を維持し，なにが必要な支援かを重要視した活動を続けてきた．自宅の風呂での入浴，外出や趣味などの活動，思いやりの会話と明るい雰囲気の提供は，介護・看護職による共同作業で追求した心づくしのサービスである．制度の範囲内では提供できない大事な部分があることを今も痛感する．

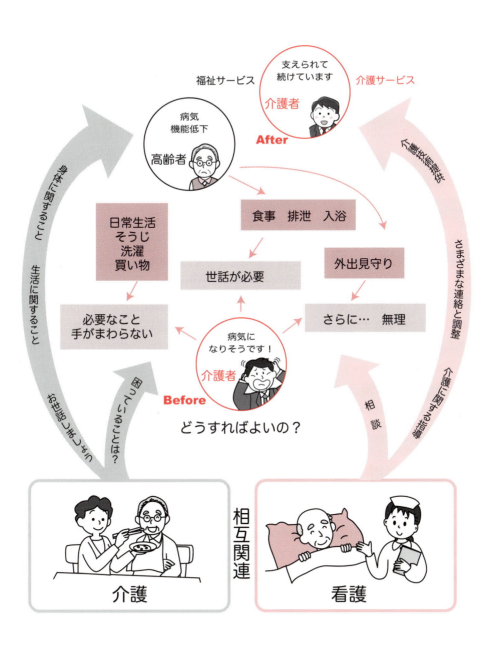

看護と介護の共同作業で高齢者を支える
高齢者とその家族を含めて看ることが重要である

b. 循環機能の障害——代表的な成人・老年期の病気

b.1 高血圧

1) 血圧はなにを測っているか　血圧は，血液の流れが血管の壁面に作用する圧力を測定しており，**血流量**，**血管壁の弾力性**，心臓が押し出す力である**拍出力**などの総合された数値である．心臓の収縮活動に対応して**拡張期血圧**（または**最低血圧**）と**収縮期血圧**（または**最高血圧**）が測定される．一般に年齢とともに血圧が高くなるのは血管壁の弾力性が失われるからである．すなわち人は年齢を重ねるごとに血管壁に脂質や血球の成分が付着して硬い構造に変化する．これが**動脈硬化**である．

2) 高血圧に伴う症状　統計的には65歳以上の高齢者の約4人に1人が高血圧症で通院をしている．始まりは**無症状**であるために気づきにくいが，血圧計が普及し自宅で血圧を測定できるので，**早期発見**や**継続観察**が容易になっている．

　高血圧は放置するとさらに進行して，**めまい**，**頭痛**，**耳鳴り**などの自覚症状が出てくるだけでなく，やがて心臓や脳の血管にも変化を生じ，**脳出血**，**脳梗塞**，**狭心症**，さらに**心筋梗塞**を併発するようになる．これらの病気は年齢を重ねるにつれて多くなるが，予防の第一は継続した高血圧の観察と治療である．

3) 血圧に影響する要因　血圧は様々な因子に影響を受けて変動するため，生活の中で気をつけるべきことが多くある．以下は主な**生活指導**の内容である．

- **気温**：血管は気温が低くなると収縮し，血圧が上昇する．外気が低い時には室温調節や衣類などで影響を少なくするとともに，浴室やトイレの気温についても注意が必要である．
- **適正なエネルギー摂取**：脂質や糖質の過剰な摂取は血中のコレステロールや脂肪の値を増加させ動脈硬化を促進する可能性があるとされる．これを避けるには食品に関する正しい知識や摂取の傾向と適量の認識が重要である．
- **減塩**：食塩を多く摂取する地域には高血圧患者の割合が多い傾向がある．また水分摂取も増加し心臓に負担をかけるので食塩摂取は控えめが望ましい．
- **適度な運動**：余分な摂取エネルギーは積極的に消費するような運動習慣を取り入れることがすすめられる．身近な方法としては日常の歩行が大切である．
- **ストレス**：精神的なストレスがホルモンの作用を介して血管を収縮させ，血圧を高くする．本人や周囲も含めてストレス軽減をはかる工夫が望まれる．

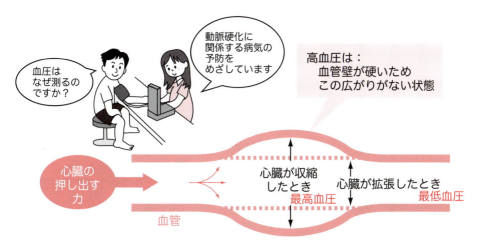

病気へのつながり

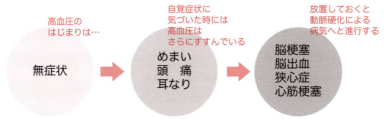

血圧に影響する要因：生活指導のために

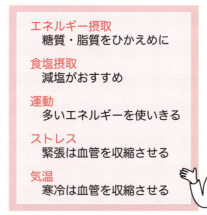

高血圧のはじまりは無症状である
血圧はいろいろな生活要因の影響をうけやすい

b.2 脳血管疾患

1) **脳血管疾患としてまとめられる病気**　脳血管の循環障害によっておこる病気をまとめて脳血管疾患とよび，代表的な病気には脳出血，脳梗塞，くも膜下出血がある．これらの病気では脳の組織に血液や酸素が十分に運搬されないので組織が変性し，やがて**脳軟化症**に移行する可能性がある．脳は高度な精神活動や身体の動きを統合制御しているので，これらの病気がおこった場合にはその影響として多種多様な**後遺症**を伴いやすく**リハビリテーション**が重要になる．

2) **脳出血はどのようにしておこるか**　脳を潤す血管に動脈硬化がおこり，その状態に高い血圧が重なると脳の血管が破損して出血をおこす．これが脳出血で，あらゆる脳の部分でおこりうるため，出血の広がりに対応して脳の機能に様々な障害が出てくる．また脳底に位置する部分は，脳の血液供給が不足にならないように太い血管が細い血管で連結された**大動脈輪**とよばれる特殊な構造になっている．この部分は高血圧によって破れやすく脳出血の**好発部位**となっている．

3) **脳梗塞はどのようにしておこるか**　脳梗塞は血管が塞がることでおこる2種類の病気を含んでいる．第一は脳血管の動脈硬化が進行して血管が狭くなりやがて血液が全く通らなくなってしまう脳血栓である．これは高齢者に多くみられ，物忘れ，めまい，しびれなどに始まり段階的に進む脳の機能低下を伴う．第二は血液に運ばれてきた血栓などが脳の動脈を塞いでしまう脳塞栓とよばれるもので，突然に高度な意識障害を発症する．

4) **くも膜下出血をおこす原因**　血管が先天的に脳動脈瘤という特殊な形状の部分をもっているために，この部分は破裂しやすい．この原因で出血すると**髄液**にも血液が含まれる．ちなみに髄液とは，くも膜と脳の表面にある軟膜との間を満たし，脳を衝撃から守っている体液である．出血で髄液が赤色になることは，くも膜下出血とよばれている．一方，MRA（磁気共鳴血管画像）とよばれる検査によって脳動脈瘤は早期発見が可能となっている．

5) **脳卒中とは**　脳卒中とは脳の循環障害によって急激におこる，身体の麻痺を伴った**意識障害**のことである．これは**脳出血**や**脳梗塞**，**くも膜下出血**に共通し，いずれも早期の受診が必要で，発症時の対応がその後の経過にも大きく影響する．

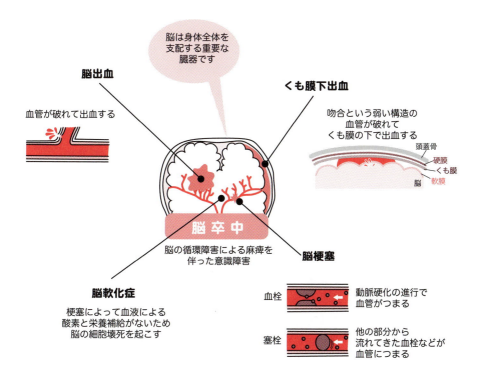

さまざまな脳血管障害と相互関係

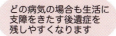

どの病気の場合も生活に
支障をきたす後遺症を
残しやすくなります

脳の血管は脳細胞全体に酸素と栄養をおくる大事な役割をしている
脳の血管障害により，その血管が養っていた脳の領域に機能障害がおこる

b.3　心臓病

1) 動脈硬化による心臓病　　心臓が心臓自身に酸素と栄養を供給している血管は冠状動脈とよばれる．この血管にも動脈硬化はおこり，やがて心臓の機能を低下させていくこととなる．冠状動脈硬化の進み具合によって二つの代表的な病気があげられる．第一は狭心症であって，冠状動脈が狭くなり心臓への酸素と栄養の供給が減少する．第二は心筋梗塞であり，冠状動脈がさらに狭くなり血管が塞がってしまった状態で，心臓への酸素と栄養の供給ができなくなり，その血管が潤していた周囲の細胞が死んでしまう心筋壊死という重篤な事態に陥る．

　狭心症と心筋梗塞は心臓への血液の流れが不十分であることによりもたらされる病気であるから，両者をまとめて虚血性心疾患とよぶことがある．このような変化は心電図にも特徴が現れるので診断や検査に活用されている．

2) 虚血性心疾患の主要症状　　血液の流れが悪くなることで決定的な心臓への負担は酸素不足である．心筋はグルコース以外に乳酸も利用ができるので一時的なエネルギー不足には対応が可能であるが，酸素不足は直接に心筋細胞の生死に関わりをもってくる．酸素不足による激しい胸痛は，胸部だけでなく腕や肩など周辺部にも生ずることが多い．さらに**血圧の低下**，**頻脈**，**呼吸困難**などをおこす．

　狭心症では血管に血液が少ないながら通っているので**休息によって胸痛が軽減**していくが，回復に時間がかかる場合は**心筋梗塞**による**重篤な状態**がひきおこされる可能性をもつ．一般に，患者は発作時の**ニトログリセリン**服用と日常生活の指導を受け，家族には発作時に早期の専門的な対応が望ましいことが伝えられる．

3) 心臓病と生活面における注意点　　心臓病は必ず**定期的に診察**を受けて検査や薬により状態の悪化を予防することが大事である．また毎日の生活において注意すべきことが多数ある．それはこの病気のもとになっている動脈硬化の進行をなるべくおさえることと，発作のきっかけとなる要因を回避することである．動脈硬化の抑制に関する生活の基本は栄養素のバランスに配慮した適量の食事，身体にあった適度な運動習慣の形成，過度の**飲酒**や**ストレス**の回避などである．発作をおこしやすい要因には**寒冷**，**喫煙**，および過度の**運動**などがあり，特に運動は血管や心臓の機能に直接影響するので負担にならない程度に実践することが大事である．

心臓病に関連する主な用語	冠状動脈硬化	→	冠状動脈の閉塞
奇形 弁膜症 不整脈 心不全 **狭心症** **心筋梗塞**	狭心症 胸痛は休憩でおさまる		心筋梗塞 予断を許さない

代表的な心臓病

↓ 心臓をいたわりましょう

実践

運動	食生活	定期的に受診
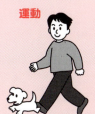		

回避

寒冷	ストレス	喫煙	飲酒
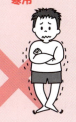	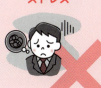	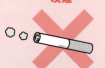	

生活面の注意

薬も大切ですがご自分の努力も必要です

 要点：狭心症と心筋梗塞は代表的な心臓病である
動脈硬化は心臓病の大きな原因となっている

8章 老いと病：進行をおさえたい変化
a. 代謝異常——特殊な成分の増加

a.1 糖尿病

1) 糖尿病とは　成人期に多いⅡ型糖尿病は，**インスリンの作用不足**で発症する．それは膵臓からのインスリン分泌不足および組織におけるインスリン感受性不足によるもので，食物から取り込まれたグルコースを組織は利用することができない．そのため血液では**高血糖**となるとともに，過剰のグルコースが尿に含まれて排泄されるので**グルコース尿**が検出される．しかし**無症状**で密かに進行するため，気づきにくく健康診断などではじめて指摘されることが多い．病状が進むと身体はグルコースのかわりに**脂肪のエネルギー**を利用するようになり，**口渇**，**多尿**，**痩せ**などを伴うようになる．

　一方，Ⅰ型糖尿病は若年期に発症する場合が多く，膵臓のB細胞でインスリンが合成されないために高血糖やグルコース尿を伴う病気である．

2) 糖尿病の合併症　糖尿病は動脈硬化を促進させるので病気の進行とともに生活習慣病や糖尿病に特有の合併症を併発しやすい．代表的な合併症には**糖尿病性網膜症**，下肢などの**壊疽**，**糖尿病性腎不全**，神経の**知覚過敏**などがある．また身体のために脂肪の代謝によるエネルギーを利用するので，**ケトン体**が多く発生し血液が酸性になる．これを**ケトアシドーシス**とよび，重症な糖尿病の場合におこりやすい．

3) 糖尿病の治療　生涯にわたり運動療法と食事療法を実践することがなにより重要な病気であるが，並行して**経口糖尿病薬**や**インスリンの自己注射**などによる治療も行われる．

　食事療法は特に重要で，その基本はエネルギー摂取を控えることである．食品としての制限はないので何でも万遍なく摂取できるが，控えめにすることが要点となる．しかし本人や家族にとっては大変難しい課題となるので，一般には**食品交換表**という方法を用いて指導されることが多い．また，**ヘモグロビンA_{1c}**という検査は過去2か月ほどの糖質摂取状況を把握することができるので，これが食事療法の結果も含めた経過観察に利用される．

　一方，**運動療法**は，過剰なエネルギーを消費するために重要で，食事療法とあわせて実行する．運動によって密かに進行する動脈硬化をおさえる効果も期待できるので，個人にあわせた実践しやすい運動を選ぶことが大切である．

糖尿病はどのように進行するか？

初期の糖尿病	進行した糖尿病	合併症
無症状 高血糖 グルコース尿	口渇 多尿 やせ （脂肪エネルギー利用）	網膜症 壊疽 腎不全 知覚過敏 ケトアシドーシス

糖尿病の治療

食事療法

見方を変えれば健康的な食生活を実践することになります

★バランスのよい食事内容でエネルギーを控えめにする
★食品交換表の利用がすすめられる

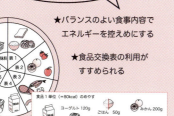

運動療法

★過剰に摂取したエネルギーを運動によって消費しグルコースを消費させる

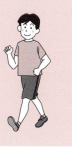

薬物療法

★経口糖尿病薬　：インスリンへの感受性をたかめる薬
★インスリン注射：インスリンを自分で注射し血糖を低下させる

治療はずっと続きますが…

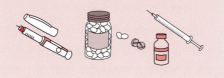

合併症にならないためにがんばりましょう

糖尿病のはじまりは無症状なので尿検査で発見されることが多い
糖尿病の治療には食事療法が重要である

a.2 肝臓病

1) 肝臓病の兆候　肝臓は病気であることに気づきにくいことが特徴である．最も身近な手がかりは尿の色が濃くなることと疲労感である．尿の色は褐色の物質であるビリルビンによるものであり，尿検査で確認される．また，疲れている，眠い，食欲が進まない，二日酔いが多くなるなどは日常的な疲労感と考えやすいが，これらはそのまま肝臓の機能低下に伴う典型的な症状なのである．ところが過労や無理をする日常生活の継続では，病気の始まりとしての疲労感を見逃しやすい．したがって，血液検査によってはじめて肝臓病を指摘される場合が多い．

2) ビリルビンと黄疸　ビリルビンは赤血球に含まれるヘモグロビンが分解して生ずる物質である．ところでビリルビンには間接ビリルビン（遊離型ビリルビン）と直接ビリルビン（抱合型ビリルビン）があり，間接ビリルビンを直接ビリルビンに変化させているのが肝臓である．直接ビリルビンは胆汁の成分としてやがて体外に排泄される．血中にビリルビンが増加し皮膚が黄色になる黄疸は，肝臓病の代表的な特徴となっている．なお，肝臓の病気が原因である黄疸のほかに，胆嚢炎や胆石などが原因となる閉塞性黄疸（直接ビリルビンの増加）や，赤血球が多数壊れることでおこる溶血性黄疸（間接ビリルビンの増加）もあり，あわせて3種類がある．

3) 肝臓病と血中アンモニアの増加　尿素サイクルは肝臓が果たしている役割の中で最も代表的なものである．身体のタンパク質が分解され，アミノ酸を経てアンモニアを生ずる．その有害物質であるアンモニアを尿素に変化させる代謝経路が尿素サイクルである．その後，尿素は血液に運ばれ，腎臓で尿の成分として体外へ排泄される．ところが，肝臓の機能が低下すると尿素サイクルによるアンモニアの処理が十分できなくなる．その影響で血液中にアンモニアが増加した状態を高アンモニア血症とよぶ．アンモニアは毒性物質で，重症な肝臓疾患では高アンモニア血症が脳に影響を及ぼし昏睡をもたらすことがある．これを肝性昏睡という．

4) タンパク質合成機能の低下　肝臓でつくられるアルブミンとフィブリノーゲンは肝臓の機能低下で合成が少なくなる．アルブミンの減少は浸透圧に影響し，浮腫をきたす．また，血液凝固の因子のフィブリノーゲンの減少は血液凝固の遅延をもたらすことになる．いずれも重症な肝臓病を判断する手がかりである．

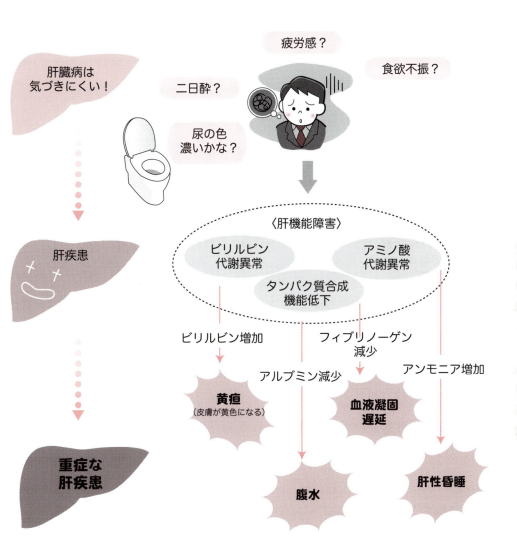

疲労感や尿の色の変化があっても肝臓病には気づきにくい
黄疸, 高アンモニア血症は代表的な肝機能の異常である

a.3 腎臓病

1) **腎臓病の主要症状**　腎臓は尿をつくる臓器であるが，病気の場合は濾過，再吸収，分泌という腎臓機能が次のように変化する．**第一の濾過機能は血液に含まれる成分を水分とともに取り出す過程である**．腎臓機能が低下すると水分が身体に残された状態である浮腫をおこし，最終的には尿量の減少に至る可能性をもっている．また糸球体という濾過に関わる最も重要な構造に変化がおこると，赤血球やタンパク質のように本来は濾過されない物質が尿に含まれるため血尿やタンパク尿となる．**第二の再吸収機能は身体に必要な物質を選別して取り戻すので**，最終的に不必要な物質は濃縮され排泄される．アミノ酸の代謝産物である尿素，クレアチニン，尿酸，アンモニアなどの窒素代謝産物とともに，ナトリウム，カリウム，クロールなどの電解質の成分も，水分とともに尿へ排泄される主要な物質である．腎臓機能低下の最終過程では身体に備わった恒常性が維持できなくなり，他の臓器にも影響が出る．この状態を尿毒症という．また電解質の成分は水分摂取，無機質摂取，ホルモンの調節，下痢や嘔吐など様々な因子が相互に関わりをもっているが，最終調節する役割を腎臓が果たしている．したがって腎臓機能低下の進み具合によってやがて電解質代謝異常をきたすようになる．**第三の分泌機能は水素イオンやアンモニアの排泄を積極的に行うことで血液のpHを調節する役割がある**．腎臓機能が著しく低下すると電解質代謝異常を経て血液のpH維持が困難になる．pHが7.35より酸性側に傾いた状態をアシドーシス，7.45よりもアルカリ性側に傾いた状態をアルカローシスとよばれる．

2) **腎臓病の主な治療方法**　腎臓病の治療には水分，アミノ酸の代謝産物の排泄や，電解質調節のために次のような方法がある．**利尿剤**は尿の排泄を促すもので，尿量や血液成分など身体の状況を総合的に配慮し慎重に投与される．生活面では，食事療法により水分摂取やタンパク質摂取，食塩摂取を調節し腎臓への負担を少なくする．しかも腎臓病の状態にあわせた食事療法の詳細は広がりが大きい．また，現在普及している透析療法（人工透析）は，腎臓機能の極端な低下の場合に用いられ，機械が機能を代行する．この方法で日常生活も可能となるが，透析を受ける時間の制約が病人や家族の負担となっている．

| 腎臓は排泄という大事な役割をしています | | 身体の外へ排泄しなければならない物質が身体に残ったままなのでいろいろな異常が発生します |

腎臓のはたらき		腎臓病
無機質の排泄	→	電解質代謝異常 血中の電解質成分の割合が変化する
HCO_3^- の再吸収 H^+ の排泄	→	酸塩基平衡異常 血液のpH維持ができなくなる アシドーシス・アルカローシス
窒素代謝産物の排泄	→	尿素窒素増加 尿素などが排泄されないで血中に多く含まれる
水分排泄	→	浮腫 組織に水分が多く残される

治療法

腎臓の負担を軽くします		機械に腎臓のはたらきを代行させます
食事療法	利尿剤	透析療法
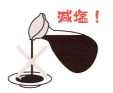 減塩！	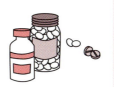	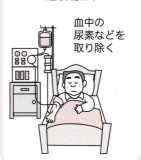 血中の尿素などを取り除く
低タンパク質食，減塩	尿の排泄を促進	

薬で腎臓のはたらきを支援します

 腎臓は身体に不要な物質を廃棄する役割をしている
腎臓病の場合にはまず尿素窒素（BUN）のデータを確かめよう

b. 高齢者の危険性——老化は足腰のみならず

b.1 骨折・運動機能障害

1) 高齢者が歩けなくなる主な病気　歩行に障害を生じる原因は中枢あるいは足に問題点がある．中枢が関与するのは**脳卒中の後遺症**や**パーキンソン病**などの場合で，足に原因があるのは骨や筋肉の老化による変化と**骨折**が代表的である．

2) 脳卒中の後遺症による歩行障害　後遺症で歩行機能に影響が出るのは大脳の運動野といわれる部分に障害が残る場合で，いわゆる**半身不随**という状態になる．**リハビリテーション**が特に必要とされる場合であるが，生活面で支障のない状態にまで歩行の機能が回復するには重症度と患者自身の努力が大きく関与する．本人がこれを乗り越えるためには職員と家族の支えが必須であろう．

3) パーキンソン病とは　黒質とよばれ，運動機能のうち**バランス調整**に関わっている脳の中枢に異変が進み，**震え**や**転倒**をおこす病気である．姿勢保持の障害を治療しながらリハビリテーションで歩行機能の維持をはかることが多い．

4) 老化による骨の変化と骨折　骨に対する加齢の影響は顕著である．**骨密度の低下**，すなわち骨を構成する無機質が少なくなり，X線写真にはすき間の多い崩れそうな骨の構造が写る．これは**骨粗鬆症**とよばれ，特に閉経後の女性におこりやすい．さらに強い力が加わり，骨が変形することを**圧迫骨折**という．これにより高齢者は背骨が丸く変形し，背丈も小さくなる傾向がある．

　また，足の筋力も低下しているので歩行中にわずかな**段差**でもつまずきやすく，転倒によって構造的に弱い状態の骨は簡単に骨折をおこす．予防には段差をなくすような室内の工夫，手すりの設置，また外出時の注意も必要となる．高齢者に最も頻度が高い**大腿骨頸部骨折**は，医療技術の進歩により**人工関節**に置換する方法がとられ，リハビリテーションで歩行が可能になるので，骨折による寝たきりへの移行は以前よりも少なくなっている．

5) 高齢者の生活と自立　高齢者は骨折の後遺症や関節の変形などの原因で足腰が痛み，活動性の低い生活となりやすい．**生活の内容に変化**をもたせるには，自分の意思にしたがって様々な動作や行動をとることが必要で，とりわけ**歩行**は日常生活の基礎である．車いすの利用も含めて場所の**移動**ができることと，自分の生活が可能な精神機能を維持していることは**自立**のための不可欠な要因である．

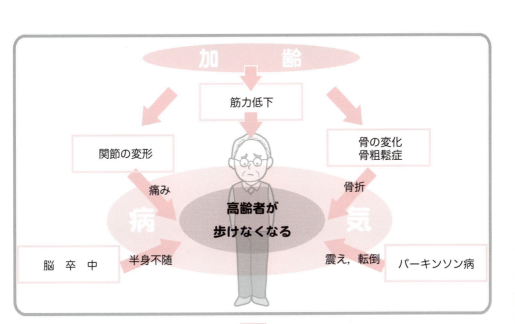

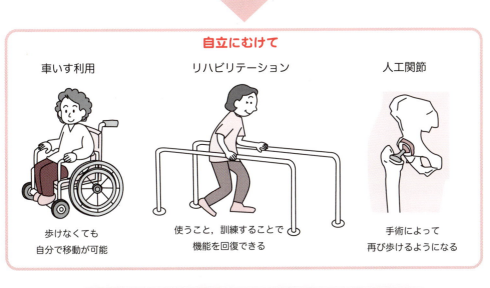

高齢者の生活は場所の移動ができると大きく変化する
骨折と脳卒中の予防が高齢者の自立生活を促す

b.2　肺炎予防と口腔ケア

1) 高齢者にみられる肺炎の主な原因　年をとることで身体の多くの機能は低下する．消化器系は比較的機能低下が少ないのであるが，噴門の筋肉が緩くなるため**食物が逆流**し，さらに気管に入ってしまうことがある．また，嚥下，すなわち飲み込みの際に，連動して口蓋軟骨が気管を閉じるという**反射機構**がうまく作用しない場合も，食物の一部が気管に入り込んでしまう．

通常は食物とともに細菌が気管にもち込まれても，気管の表面を覆う繊毛の働きや反射による痰の排出などで紛れ込んだ食物や細菌は気管に残らないようになっている．しかし，高齢者の場合は**体力の低下**や**脱水**により食物とともに気管内に入ってきた細菌が排出されず増殖し，やがて肺炎をおこす．噴門の筋肉が原因となる場合を逆流性肺炎，飲み込みの反射が原因となる場合を誤嚥性肺炎とよび，いずれも高齢者に大変多い．また，**風邪**などの感染が原因で肺炎となる場合も多いので総合的に高齢者の肺炎には注意が必要である．

2) 誤嚥予防のための食事の注意点　一般的な高齢者の場合に気管への食物混入を予防するには，食事をする時の**姿勢**，**食べ方の早さ**，**一度に飲み込む量**，誤嚥をおこしにくい**食材**などについて考慮すべきである．特に解剖学的な位置関係から重力による食物の降下方向が食道となるようにするためには，飲み込みにふさわしい角度を保持する，すなわち頸部が必ず垂直となっていることが重要である．さらに，**脳卒中の後遺症がある時は，食事の諸機能に障害を伴うことがある**．例えば，食物を噛むこと（咀嚼），味や香りを楽しむこと，口を閉じて食物を飲み込むこと（嚥下）などには筋肉や神経の働きが複雑に関与する．そのため食事に関する機能障害の場合も，専門家による指導が体力や病気の回復のために必要である．

3) 口腔に関する清潔保持の重要性　誤嚥や逆流をおこしても，口腔内が清潔なら肺に対して大量の**細菌**が**侵入する可能性を少なく**できる．一方，入れ歯に付着した食物残渣が原因で口腔内は細菌が増殖しやすい．そこで食後の**入れ歯の手入れ**，歯磨きを含め口腔に残る食物残渣の除去をする口腔ケア，口腔内を水ですすぐ**口腔洗浄**は高齢者の肺炎を減少させる有効な方法である．また，機能低下した高齢者の場合には，水で湿らせたガーゼで口腔内の汚れを除去する**口腔清拭**を介護者が行う．

身体機能の低下

噴門の筋力低下	免疫力低下	嚥下機能の低下
↓	↓	↓
食物の逆流	感染	誤嚥

↓ ↓ ↓

気管支の排出力低下

→ **高齢者の肺炎**

どうして肺炎になりやすいか？

生活の中で注意すれば予防が可能です

肺炎予防

口の中を清潔に	嚥下しやすい食材	嚥下しやすく
入れ歯の手入れ 口腔ケア 口腔清拭	ゼラチンの活用 増粘剤利用 など	姿勢を正しく 口や舌の動きを練習する のみこみの練習をする

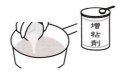

要点：高齢者の肺炎は、消化器や食事との関係が深い
嚥下や咀嚼にもリハビリテーションの必要なことがある

b.3 生活と大脳機能の変化

1) 老化と大脳機能の変化　人は子供の時には成長とともに様々な経験と学習を重ね，成人期には社会生活に対応した判断や役割を果たす能力を身につける．しかし残念ながら，年をとることによって**脳の構造に変化**を生じ，今まで当たり前にできていた様々の機能が保持できなくなって，やがて**生活面にも支障をきたす**ようになる．例えば，考えや判断というような高等精神活動ができなくなる知能障害，記憶を思い出せない記憶障害，時間や場所に関する認識ができなくなる見当識障害，以前とは異なる人格に変化する人格障害などは高齢者にみられる精神機能変化の代表的なものである．これらの変化は高齢者自身の生活に支障をきたすだけでなく，世話する者にとって大きな負担になりやすい．

2) 認知症に関する問題点　大脳は全ての臓器に指令を出すところなので，その機能低下は身体の機能につながる可能性をもっている．例えば脳血管疾患の後遺症では歩行，食事や排泄など**生活に関わる機能が低下**する．また認知症が進むと徘徊，妄想，譫妄（せんもう），思考機能の低下による問題行動もおこす．運動不足によってもたらされる関節の拘縮や筋肉の萎縮などの全身の機能低下を廃用症候群とよび，場合によっては寝たきりにも移行するので予防のために座位生活の維持が大切である．

3) 大脳の機能維持と老化防止　命あるものが"時間とともに変化していく"という法則は遅らせることはできても残念ながら変えることはできない．しかし**変化を遅らせる**ということが可能な薬が治療に用いられる認知症もあり，現在多くの研究が進められている．脳の機能維持は特に個人差が大きく，高齢にも関わらず聡明な思考をする人，老いを感じさせないすばらしい能力をもっている人もいる．本人の努力も見逃せないながら，どうすれば脳機能維持ができるのであろう．これは多くの人にとって関心の深いテーマであるが，前頭葉の活動が継続されていること，すなわち何かに関心をもって取り組みをしているというところが活動性の高い脳機能の共通点であるといわれる．大脳の機能は最も不思議で，未解明の部分が多い．**脳科学**という新たな研究分野は脳全体に関する総合的な機能を次第に明らかにしつつある．医学だけでなく脳科学においても認知症予防は将来に向けた重要なテーマなのである．

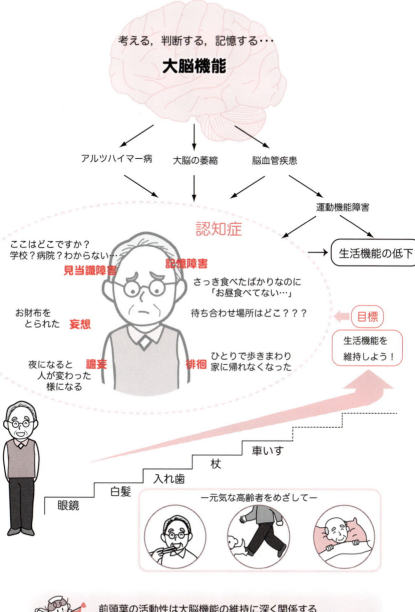

 前頭葉の活動性は大脳機能の維持に深く関係する
身体機能の低下は大脳機能低下を促す可能性がある

c．全身症状──慎重な経過観察が重要

c.1 大量出血

1) **いろいろな出血**　血液は身体を循環しいろいろな臓器と関連しているので，出血にもいろいろな表現がある．例えば吐血は胃または十二指腸の出血物を吐くこと，喀血は咳や痰とともに肺や気管支の出血物が出ること，下血は消化管内からの出血物が排泄されること，不正性器出血は月経に関係のない性器からの出血，などである．これに対し身体内の出血はわかりにくい．皮下出血による皮膚の変色（紫色），脳内出血に伴う意識障害や麻痺などは手がかりとなるが，正確な身体内の出血部位はCTによる画像で診断される．

2) **血圧と出血量の関係**　体を構成する細胞のそれぞれが滞りなく生きていくためには各臓器に一定の血圧を伴って血液が送り届けられなければその成分が細胞内に浸透してゆかない．すなわち，血圧の維持は細胞の生命維持に関与しているのである．人の血液量は体重の1/13といわれ，ある程度の範囲を考慮しながら4〜5Lと把握できる．なお，全血液の1/3を失うと生命の危険を伴うといわれている．それは循環血液量が減少すると血圧が低下するためである．

3) **外傷ならびに大量出血となりやすい場合**　出血量は傷つけられた血管が太いほど多く，噴き出すような出血は動脈が傷ついていることを意味している．身近な刃物による軽度なけがはともかく，事故，災害，あるいは戦争などでは損傷と大量出血で命を落とすことがある．このような場合には，まず圧迫などで止血するとともに医療の緊急的対応が必要になる．また，出血が多くない場合でも長時間にわたり継続する場合には，同じく出血量が多くなるので血圧に影響することがありうる．止血だけでなく患部の挙上や体位の工夫などでも血液の流れは調節できるので，出血量を抑制できる．

4) **大量出血による身体の変化**　大量の血液が失われると血圧が低下し，その影響で全身に循環障害の影響が生じ，大変危険な状態になる．つまり，脈拍や血圧の低下とともに，顔色が非常に悪くなった状態で青白くなる顔面蒼白，酸素不足で顔色が紫色になった状態であるチアノーゼ，意識消失，冷や汗などを生じ，これらの総合的な変化はショック状態と専門用語では表現される．したがって，出血の場合には，顔色，意識状態，血圧，脈拍，呼吸などの観察が常に必要である．

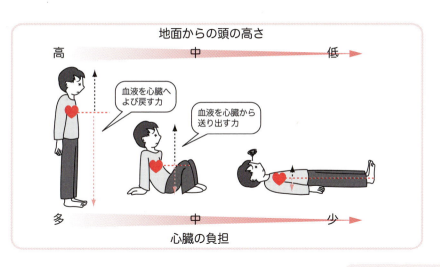

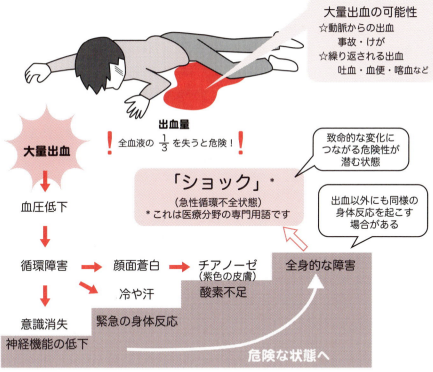

大量出血は血圧低下を促すので必ず止血をする
大量出血は生命の危険につながる

c.2 炎症

1) 炎症と発熱　発熱は炎症という身体の反応によるもので，体温という**客観的な数値**の変化として病気の始まりを知ることができる．さらに，炎症はあらゆる臓器でおこりうるので，**発熱があれば身体のどこかで炎症がおきている**可能性を示すのである．ただし，炎症でも発熱しない場合もまれにある．

2) 炎症に伴う身体の変化　炎症は**病気を治す過程**の身体の反応であって，病気に伴う悪い状態を意味するものではない．しかし，次のような苦痛を伴うために悪い印象を与えている．基本的な知識として古くから炎症には四つの特徴，**発熱**，**腫脹（腫れ）**，**発赤**，**疼痛**を伴うことが指摘されている．その結果，炎症をおこしている組織あるいは臓器は本来の機能を発揮することができなくなるために**機能障害**を伴うので，これを五つ目の特徴とすることもある．

3) 炎症をおこす原因　炎症の原因としてはまず**病原体**による感染があげられるが，詳しくは，生物的因子として分類される．その他には，**打撲**，**やけど**，**けがや骨折**，**放射線**の被曝などに代表される物理的な因子，そして，**化学薬品**による皮膚の障害，**有毒物質**の摂取などに代表される化学的な因子の3種類に分類される．

4) 炎症による組織の変化　刺激を受けた部分では**循環の促進**によっていろいろな変化がもたらされる．最も活動的に働くのは**白血球**で，異物や微生物を**食作用**で取り込むことで直接の影響を阻止し，**排膿**という方法で体外に排出する．また，細胞内にも不要な物質を処理する酵素の機構が働き，分解産物を血液が運び去る．そして必要な栄養成分も血液によって運ばれ，組織が修復されていく．一方，損傷を伴う場合には**肉芽組織の形成**が進行する．このような様々な変化は炎症の特徴である発熱，発赤，腫脹，疼痛などと結びついている．

　一般に，急性炎症や組織の壊死に伴う変化としては**CRP**（C反応性タンパク質）という特殊なタンパク質がつくられ，炎症時には血中に増加する．

5) 病原体と予防接種　病原体に感染すると，Bリンパ球という白血球は**抗体**をつくり**抗原抗体反応**によって病原体の働きを妨げる．抗体は血中の**免疫グロブリン**とよばれるタンパク質である．予防接種ではワクチンとよばれる抗原を接種すると体内でつくられ感染症を予防する．

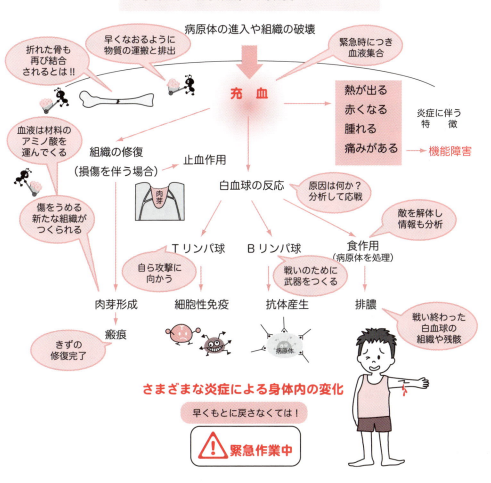

c.3 浮腫・脱水

1) 浮腫と脱水の違い　体内における水分の循環には血液によるものとリンパ液によるものとがある．心臓から送り出された血液の成分の一部は細胞の間を潤してリンパ液として血管に戻る．リンパ液の流れは病気によって滞ることがあり，また身体の水分は食事や飲み水，尿などの水分排泄とのバランスにも影響される．このようにいろいろな条件に影響を受ける身体の水分を総合的に観察し，**組織に水分がたまった状態を浮腫**，**組織に水分が不足した状態を脱水**という．

2) 浮腫の原因　浮腫は浸透圧の低下に伴う症状である．浸透圧の低下は，血液に含まれるアルブミン（タンパク質）の濃度が低下している状態，つまり低アルブミン血症によるものである．ところが低アルブミン血症がもたらされるしくみは複雑で少なくとも以下の三つの原因があげられる．

まず第一はタンパク質合成，すなわち**アルブミンの合成が十分でない**場合である．それは食事の成分においてタンパク質摂取が低下している時，あるいはアルブミンを合成している肝臓の機能が低下している時に発生する．特に肝臓はアルブミンを合成している臓器であるため，肝臓疾患では低アルブミン血症となりやすい．

第二に**水分調節**に関する原因である．例えば心臓の機能が低下している場合には組織から心臓に向けて血液を引き戻す力が不十分なため水分の回収が少なくなる．また腎臓が悪い場合には水分の排泄不足やタンパク尿が原因で浮腫をおこす．

第三は，アルドステロンやバソプレシンの作用である．水分・電解質調節に関する**ホルモン分泌**の異常は，腎臓の働きに影響を及ぼし浮腫となる．

また，特殊な場合であるが，**手術後の変化**として傷が治っていく過程でも一時期に浮腫が観察される．

3) 脱水の原因　脱水は多くの場合，**水分摂取の低下**または**発汗**を含めた排泄量の増加によるが，病気による下痢や嘔吐などを検討する必要もある．特に水分摂取の低下に注意したい例としては，**高齢者や小児**，**重症な下痢**，**広範囲のやけど**などがあげられる．また，熱中症のように発汗で多量の**電解質成分も喪失**している時には，水分の補給だけでは十分ではなく**塩分の摂取**も重要で，これによって血中に電解質が補給され浸透圧維持が可能となる．

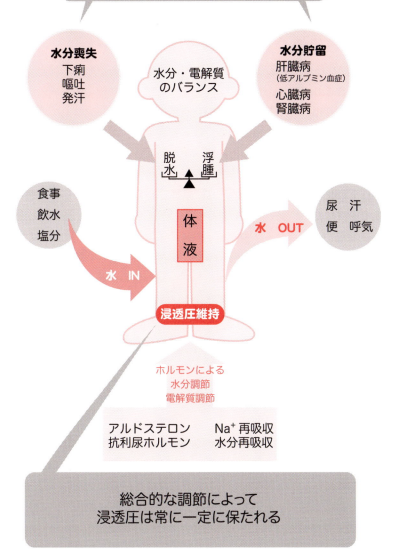

c.4 アシドーシスとアルカローシス

1) **血液のpH値から得られる情報** 血液の液体成分である血漿には水分のほかに様々な成分が含まれている．血漿タンパク質，電解質，各種の栄養成分，代謝最終産物，呼吸により出入りする酸素や二酸化炭素などが血漿に含まれて運搬され，血液は全身の臓器と関わりをもっている．そこで，血液に溶け込んでいるいろいろな成分を総合した指標として血液のpH値，すなわち血液の酸性やアルカリ性の状態を測定すれば**身体の状態を把握する手がかり**として活用できるのである．

2) **血液のpH範囲** 血液のpHが一定に維持されていることは生命維持にとって最も重要な条件である．血液の恒常性が維持されると，各臓器にも細胞や組織の活動に適した環境が提供される．血液pHの基準値はそのように整えられた環境，すなわち**弱アルカリ性である7.35〜7.45**というきわめて厳しい範囲に調節されている．仮に病気による血液成分の変化が生じても臓器側の調節も行われるので，重症な場合以外には，血液のpHが変動することはまれである．

3) **血液のpH維持のしくみ** pHの調節機構の第一は血液のもつ**緩衝作用**で，その電解質成分の組成が安易にpHを変化させないような物質を含んでいるためである．これに関する代表的な成分は，組織で生じた二酸化炭素が溶解した炭酸と血中の炭酸水素ナトリウムの組み合わせである．両者は解離した**炭酸水素（重炭酸）イオン**を共有し補いあってpH維持に関わっている．このような液体は緩衝液とよばれている．調節機構の第二は肺による二酸化炭素の排出，第三は腎臓における水素イオンの排泄と重炭酸イオンの再吸収である．つまり**血液のpHは血液の緩衝作用に加え，肺や腎臓による働きでその値が一定になるように調節されている**．このような血液pH調節のしくみが整っている状態を**酸塩基平衡**という．

4) **酸塩基平衡異常とは** 血液のpHは7.35〜7.45に調節されているが，この範囲を超えた場合は酸塩基平衡異常とよばれる．血液のpHが7.35以下の場合を**アシドーシス**，7.45以上を**アルカローシス**とよび，さらにそれぞれに呼吸が原因である**呼吸性**と電解質の調節や排泄が原因である**代謝性**の2種類がある．これらは病気が進んであらゆる調節が難しくなっているため生命は危険な状態にあることを示す．**代表的な病気とpH変動の詳細**は重要視すべき臨床的な知識となっている．

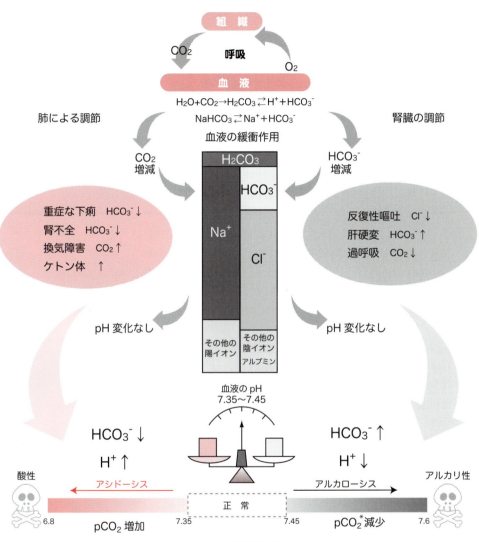

実践編◆基本用語

尿路結石：腎臓，腎盂(じんう)，尿管，膀胱，尿道などに生じた結石をまとめた表現．
タール便：黒い色の便．胃などからの出血は消化管内で化学変化を受け黒い色となる．
食事療法：代謝疾患などで特殊な栄養素の摂取や摂取形状を調節する治療法．
悪寒戦慄：非常に高い発熱に伴い，強い寒気とともに身体を震わせる状態をいう．
風邪：インフルエンザも含め，肺炎の併発もあるので用心が必要な上気道感染．
罨法：身近な手当の安静とともに，体温調節のために使用する氷枕や湯たんぽのこと．
褥瘡：身体の重みで骨の突出部分が圧迫され循環障害を起こして潰瘍ができること．
HDL・LDL：動脈硬化の進行状況を知る手がかりとして測定されるリポタンパク質．
アルブミン：血漿の成分であり，電解質の成分とともに浸透圧に関与する．
AST・ALT：組織の破壊で血中に多く出現する酵素で，代表的な肝機能検査の項目．
フェリチン・トランスフェリン：鉄を貯蔵・運搬するタンパク質で貧血の検査名．
免疫グロブリン：白血球のリンパ球がつくる抗体で，生体防御のためのタンパク質．
ヘパリン：肝臓でつくられ血管内で血液凝固を抑制する．抗凝固剤にも使用される．
ネフロン：糸球体，ボーマン嚢，尿細管で構成され，尿をつくる腎臓の微細な構造．
バイタルサイン：生命維持の基本である呼吸，血圧，体温，脈拍，意識の総称．
BMI：体重（kg）/身長（m)^2 によって得られる指標．25 以上を肥満とする．
メタボリックシンドローム：生活習慣病の予防を目指す基準を超えている状態．
収縮期血圧：心臓が収縮した時に血管に血液を送り出す力で最高血圧ともいう．
脳梗塞：大脳の血管の一部が塞がり部分的に循環障害を起こす脳機能障害．
虚血性心疾患：狭心症と心筋梗塞では動脈硬化で心臓が循環障害をおこしている．
糖尿病性網膜症：糖尿病の合併症で網膜の動脈硬化が進み視力低下や失明を伴う．
肝性昏睡：肝臓で尿素サイクルが機能せず，高アンモニア血症で昏睡をきたす．
黄疸：血中のビリルビン値が高く皮膚が黄色になる状態で肝臓や胆嚢の病気に伴う．
透析療法：人工的に尿成分を取り除き腎臓の機能を代行させる治療．
パーキンソン病：黒質変性症とよばれ，運動機能の障害により震えや転倒をおこす．
大腿骨頸部骨折：高齢者が転倒しておこしやすい骨折で寝たきりに移行しやすい．
口腔ケア：誤嚥による肺炎防止のために歯磨きやうがいで口腔内を清潔に保つこと．
徘徊・妄想・譫妄：高齢者の思考機能低下による問題行動の代表的な例である．
チアノーゼ：皮膚の色が紫色になることで，重症な酸素不足状態に伴う変化である．
CRP：炎症の際に増加する特殊なタンパク質で経過観察などに利用される．
浮腫・脱水：組織や身体におこる水分の不足を脱水，貯留を浮腫という．
アシドーシス・アルカローシス：血液の pH が 7.35〜7.45 の範囲外の状態を表す．

付録編

苦手な生化学

　多くの看護学生さんに「難しい」と思われながら，ナースをめざすうえで大事なのが生化学である．高校で学んだ生物学の知識で最先端の生化学にであうのであるから無理もない．それほど新たに学ぶ内容のハードルは大変高いのである．

　そこで，ナース流に翻訳した生化学の要点を3種類のイラストとして整理した．生化学を学ばされるのではなく，看護の立場で活用するという考え方でご覧いただければ役に立つところがみえてくるであろう．

　最も重要なことは，生化学への苦手意識を取り除くことである．

「Knock out！　生化学」

1. 看護に活かそう"生化学"：物質代謝の概要

　吐く息（呼気）には二酸化炭素（炭酸ガス）が大気中よりも多く含まれている．これは石灰水を白く濁らせることで証明されるという理科の実験を思い出す人もいるかもしれない．**なぜ呼気に二酸化炭素が含まれるのだろう**．実は私たちの身体の中で二酸化炭素がつくられているのである．その二酸化炭素は私たちが摂取している食事に由来する．

　石油や石炭などの燃料を使用すると二酸化炭素が発生し，地球全体として温暖化が進んでいることは多くの人が理解している．このように二酸化炭素は炭素を含む物質が酸素と化学反応をおこす，すなわち燃えることによって生ずる物質なのである．それでは，私たちの身体でも同じことがおきているのだろうか．これを考えよう．

　実は，食物は水分を除くと炭素，酸素，水素を含む物質がそのほとんどを占めている．ビタミンや無機質はごく微量な成分であり，残る成分は糖質，脂肪，タンパク質となる．後者，つまり糖質，脂肪，タンパク質は炭素，酸素，水素を多く含むため身体のなかで完全に分解され吸気に含まれる酸素と結びついて二酸化炭素と水を生じる．すなわち**食物の成分が二酸化炭素に変化する**ことになる．燃えるのと同じ現象がおこっているのである．

　糖質，脂肪，タンパク質は身体にエネルギーを供給する三大栄養素ともよばれ，分解されると多量のエネルギー物質である ATP を生ずる．食事によってしっかりとエネルギーのもとになる糖質，脂肪，タンパク質を摂取しなければ生命活動のエネルギーである ATP は得られないのである．そして生化学はさらに詳しいレベルでこの間の過程を解明し，化学変化の大きな流れには名称がつけられている．それが代謝の概要として重要な解糖系，TCA（クエン酸）サイクル，電子伝達系である．さらにタンパク質や脂肪の代謝はこの主要な流れに合流するという関係にある．

　そこで複雑な**代謝経路を思いきって最小限に絞り込み，看護で重要な「食事」「排泄」「呼吸」「活動」との関わりを重視した概要図にした**．最小限とはいってもエネルギー代謝から病理学の基礎まで全てが含まれる．病気，特に**糖尿病，肝疾患，腎臓疾患，脂質異常症**などの代謝疾患による変化を理解する場合に大変役に立つであろう．詳しさに迷い込まずに看護のためにこの代謝概要を活用していただきたい．

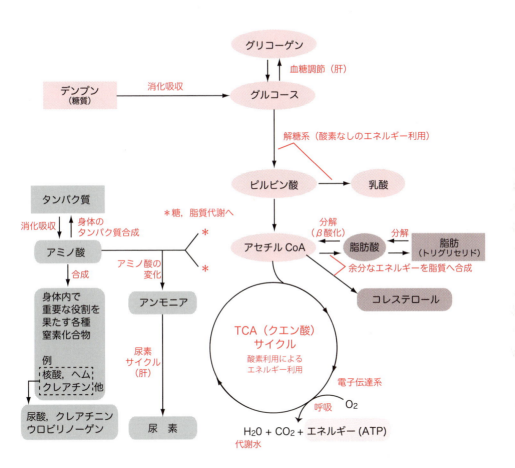

糖質, 脂肪, タンパク質はエネルギー源である
ATP(エネルギー)がつくられるには, 酸素が消費され, 二酸化炭素と水を生ずる

2．アセスメントに活かそう！：生化学検査の視点

　血液は身体を循環しているのであらゆる臓器と関係している．そのため血液の中に含まれる成分を測定して基準値と比較すれば病気であるかを調べることができる．例えばグルコースは血糖ともよばれるが，血液中に含まれるグルコースの量を測定した結果である．食事の直後には増加し，やがて身体内に取り込まれるので低下して平常の値を維持するように調節されている．しかし糖尿病ではこの血糖値が空腹時でも高い値となっている．その理由を病理学に結びつけて検討するのである．

　血液には血液の構成物質はもとより，様々な物質が含まれ運搬されている．吸収された物質，これから排泄される物質，病気によって増加している物質，代謝によって生じた物質などいずれもが同時に血液に含まれる．したがって**生化学検査の項目のほとんどは生化学でであう物質の名称**なのである．そこで対策としてまず検査項目は覚える必要がある．次に**その検査によってなにがわかるのか**を知っていれば，患者さんの身体におこった変化が読み取れる．実は，様子の観察，体温測定などと同様に，生化学検査も重要なアセスメントの情報なのである．イラストには**主要な生化学検査項目を看護実習向けに選び出し，各々に関する"見る目"を明示した．**

　本来検査は詳しい病気を調べることに用いられるので，あまり聞いたことのない物質を測定することもあり，その数は大変多い．そこで生化学検査のうちで度々使用されるもの，あるいは看護実習で経験する代表的な病気に関与するものに限定して選出し，相互の関連性，その検査の意義もあわせて図示した．**糖尿病，肝臓病，腎臓病，膵臓疾患，脂質異常症，電解質代謝**などの患者さんにであった時に，生化学検査結果を有効に利用すれば，非常に充実したアセスメントができるであろう．

　学生さんの実習の様子を観察していると，生化学検査の結果をみても全く利用できない人，基準値に対する増減のみを指摘する人が多い．**大事なことは検査値の変化はなぜおこっているか，すなわち病理学の知識と重ねて身体の状態を把握することなのである．**多数の生化学検査結果は身体の内部の変化を反映する大変重要な情報であり，病気が診断されるに至った根拠になっている場合も多い．これらの重要な情報を見落とすことは大変残念なことであり，適切な看護を考えるうえでも十分に検討ができていないことになる．患者さんのためにぜひ活用していただきたい．

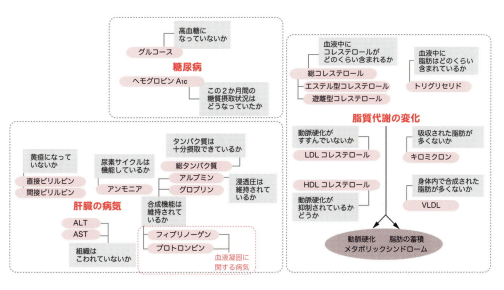
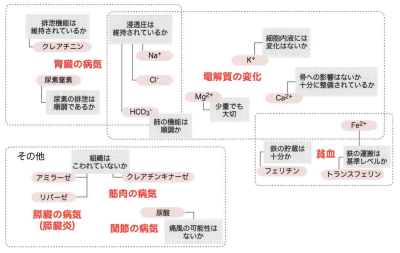

生化学用語の多くは生化学検査項目となっている
検査値の変化は病気による身体内の変化を示す

3. 接点を知ろう：看護に役立つ生化学

　生化学は学習しても，その後どのように看護の場面で応用できるかについては各自の自主的な学習に任され，その機会は2種類，実習と国家試験にあると考える．

　まず，**実習は多くのことを総合的に学び直す大変重要な機会であり**，学生さんは迷いながらも折に触れて生化学についても復習を繰り返しながら学んでいく．生化学学習は終了した後に，看護や病気についての学習が始まると「もう少し生化学を勉強しておくべきであった」と述べる学生さんにであうことがある．しかし，実習を終えて卒業する頃になると学生さんの生化学に関する理解に関しては，1年生の時と比べものにならないくらいの進歩をみることができる．この進歩は特に前述の「物質代謝の概要」や「生化学検査」に関わる部分において大きい．そしてこれまでに学んだこと，すなわち看護はもちろんのこと，病気に関わる全ての学習と結びつけて考えられるようになっている．

　次に**国家試験の勉強は生化学の基礎知識を復習する機会**にもなっている．臨床的にはあまりであうことがなかった内容についてもあらためて学び直す機会なのである．仕上げの総復習といえるであろう．

　再び生化学の学習全体を見直すと，実は純粋に生化学分野の内容や最先端の専門的な知識も学ぶ内容に含まれていることがある．看護に応用性の高い内容との区別なく詳しい内容も紹介されてしまうことも多く，学ぶ者としてはこの生化学が難しいといわれる原因を心づもりしておくとよいであろう．

　このように学び方に迷いの多いことを配慮して，**看護に生化学を活用する見通しをイラストに示した**．どの分野であっても学び始めは概要を聞いたうえで把握し，さらにその詳細な部分の理解を深め，最後に全体はどのようになっているかを自分自身で復習することが大切である．さらに「看護の中で生化学をどのように活用するか」は授業すべての終了後に看護学生に与えられた課題なのである．ここに示すイラストは**生化学と看護の接点，あるいは橋渡しの部分を示している**と受け止めていただくとよいであろう．

　今後も皆さんが使用した生化学の**教科書を，疑問が生じた時に開いてみる**ことをすすめたい．以前よりも理解が進んだと気づくところがきっと見つかるはずである．

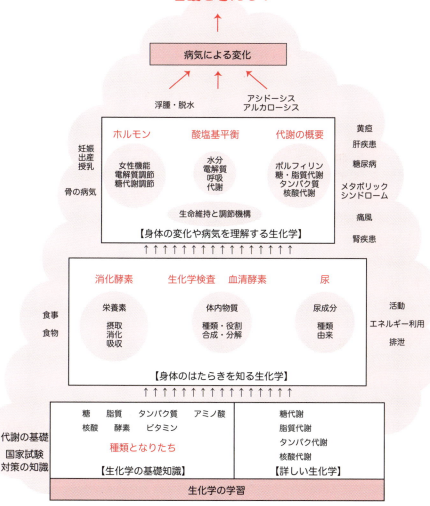

参考文献・おすすめ書籍

【身近な書籍】 本書は，身体機構のうち基礎的で特に看護で重視される内容を選出し，かみくだいた解説を心がけた．概要を把握したら，あらためて授業で使用される教科書をみることを勧めたい．関連分野を以下に示す．
解剖生理学，生化学，薬理学，病理学，臨床検査，栄養学，微生物学，免疫学など

【詳しい書籍】 もっと詳しく学びたい人に次の2冊を勧めたい．
1) エレイン N. マリーブ（著），林　正（訳）：人体の構造と機能，医学書院，1997.
　　看護学生に解剖生理学を講義したことを契機に看護学を学び始めたという経歴をもつ著者が，看護の立場から身体のしくみを解説しているところに特徴がある．
2) 中野昭一（編）：図説・からだの仕組みと働き（普及版），医歯薬出版，2001.
　　簡潔な図と解説で統一され内容を理解しやすい．生理学編，生化学編，病態生理・栄養編と基礎的な分野を扱うとともに，詳しい内容も紹介している．

【調べるための書籍】
①専門用語：学生さんの用語復習には教科書の索引を活用することを勧めたい．また，以下は新たな用語を広い学びの入り口へと導く専門的な辞典・事典である．
- 最新医学大辞典編集委員会（編）：最新医学大辞典（第3版），医歯薬出版，2005.
- 井部俊子（編）：看護・医学事典（第7版），医学書院，2015.
- 今堀和友・山川民夫（編）：生化学辞典（第4版），東京化学同人，2007.

②病気と身体の変化：詳細を調べる専門書の例として以下を紹介する．
- 金井正光（監修）：臨床検査法提要（改訂第33版），金原出版，2010.
- 日野原重明（監修）：図説・臨床看護医学，同朋舎，2009. デジタル版，DMPヘルスバンク．

【参照報告】 本文（130ページ）に紹介した内容は以下の総括である．
1) 杉崎紀子，眞保眞知子：看護と介護のチームワークによるサービス活動を実践して，訪問看護と介護，10(3), 246-253, 2005.
2) 眞保眞知子，杉崎紀子：看護と介護のドッキング—在宅支援活動に関する試行，保健の科学，53(2), 137-141, 2011.

索引

事項索引

欧文

ABO 型　10
ALT　106, 158
AST　106, 158
ATP　20, 24, 76, 160

BMI　126, 158

CRP　152, 158
CT 検査　120

DNA　44

HDL　128, 158
HDL コレステロール　102

LDL　128, 158
LDL コレステロール　102

MRI 検査　120

Rh 型　10
RNA　44

TCA サイクル　20, 160

X 線検査　120

あ行

アイソザイム　106
悪性新生物　124
アクチン　26
アシドーシス　156, 158
アセスメント　80
アセチルコリン　40
アデノシン三リン酸　20, 24, 76, 160
アドレナリン　12, 20, 38
アミノ酸　26, 76
アミラーゼ　16, 18
アルカローシス　156, 158
アルドステロン　38
アルブミン　18, 26, 104, 140, 154, 158
アレルギー性鼻炎　92
アンギオテンシン　42
安静　94
罨法　94, 158
アンモニア　32, 102

閾値　116
意識障害　122
意識消失　150
痛み　78, 80, 82
遺伝　44
遺伝子　46, 48
イレウス　86
インスリン　18, 20, 38
インフルエンザ　92

腕　60
ウロビリノーゲン　32, 34, 116
運動機能障害　144
運動野　58, 76
運動療法　138

栄養素　14, 76
エストロゲン　50
エネルギー　24
エネルギー摂取　88, 132
エネルギー物質　22

エリスロポエチン　108
炎症　152

黄疸　98, 140, 158
　新生児──　54
悪寒戦慄　90, 158
オキシトシン　50
悪心　84

か行

解糖系　20, 160
顔色　98
拡張期血圧　132
ガス交換　2, 76
風邪　92, 158
喀血　150
花粉症　92
鎌状赤血球貧血　48
かゆみ　96, 100
カルシトニン　38
加齢　130
過労　74
ガン　48, 86, 124
感覚器　64
感覚受容器　96
冠状動脈　6, 76
間食　56
肝性昏睡　140, 158
関節　58
感染症　56
肝臓病　140
眼底検査　120
感冒　92
関連痛　78

記憶障害　148

167

索引

気管支炎　54
キモトリプシン　16,18
嗅覚　64
吸収経路　16
急性上気道感染症　54
凝集原　10
凝集素　10
狭心症　6,82,132,136
胸痛　82,136
虚血性心疾患　136,158
筋肉　58

クエン酸サイクル　20,160
くも膜下出血　134
グルカゴン　18,20,38
グルココルチコイド　20,38
グルコース　20,76
グルコース負荷試験　102
クレアチニン　32,102
クレアチン　26
クレアチンキナーゼ　106
クローン病　86

経過観察　80
下血　150
血圧　12,76,122,132
血液　6,8,104,156
血液型　10,76
血液凝固　112
血液検査　120
血管　6,12,128
血漿　8,76
血清学検査　120
血清酵素　106
血糖　16,20,102
血糖調節　20,38,76
血尿　116
血便　84
血友病　48,112
解毒機構　18,76
ケトン体　116
下痢　36,84
腱　58
見当識障害　148

高アンモニア血症　140
交感神経　40
口腔ケア　146,158
高血圧　126,132
高血糖　116
高次脳機能　64,68
好中球　110
抗利尿ホルモン　114
高齢者　144
　　在宅──　130
誤嚥性肺炎　146
呼吸器系　2
骨折　144
骨粗鬆症　50,144
コレステロール　18,22,28,76,
　　128

さ 行

細菌検査　120
臍帯　52
サイトカイン　110
酸塩基平衡　156

視覚　64
子宮　50
刺激伝導系　4
脂質　14,22,28
脂肪　14,28
脂肪組織　22,28,76
収縮期血圧　132,158
重心　62,76
出血　150
腫瘍マーカー　124
循環障害　150
消化　16
消化器　18
消化器系疾患　84,86
消化酵素　16,18,26,76
小児　56
情報伝達物質　42
静脈　2,4,6
食事療法　88,138,158
褥瘡　100,158
食品換算表　88
食欲不振　84

自律神経　12,40,76
自律神経失調症　40
人格障害　148
心筋梗塞　6,80,82,106,132,
　　136
神経伝達物質　40,42,68
人工内耳　66
心臓　4,6,12
腎臓　32,114
心臓病　126,136
腎臓病　142
浸透圧　104
　　──の低下　154
深部感覚　64

膵臓　18
膵臓炎　80
水分　32
睡眠　72,94
スクラーゼ　16
頭痛　82
ステロイドホルモン　28
ストレス　74

生化学検査　162
生活習慣　126
生活リズム　70
清拭　94
生体膜　28
成長　54
性ホルモン　50,76
精密検査　120
生理機能検査　120
赤血球　8,108
染色体　44,48
全身性エリテマトーデス　98
喘息　54
前頭前野　68,76

蒼白　98,150
掻痒症　96

た 行

体位変換　100
体液　30

索引

体温 90,94,122
体幹 60
代謝 18,160
代謝異常 102
　先天性—— 48,76
体循環 4
帯状疱疹 98
体性感覚 64,76
大腸 36
体内時計 70
大脳 68
　——の機能変化 148
胎盤 52
ダウン症候群 48
脱水 154,158
ターナー症候群 48
タール便 84,158
単球 110
胆汁 18,28,34,76
炭水化物 14
胆石症 80
胆嚢 18
胆嚢炎 80
タンパク質 14,22,26
タンパク質合成 46
タンパク尿 116

チアノーゼ 98,150,158
知覚神経 78
窒素代謝産物 32,114
知能障害 148
虫垂炎 80
超音波検査 120
聴覚 64
腸肝循環 34

痛覚 96
痛風 88

テストステロン 50
鉄 108
電解質 30,104
電子伝達系 20,160
転写 46,76
転倒防止 62

動作 60
糖質 14,22
糖新生 20
透析療法 142,158
糖尿 116
糖尿病 88,102,116,126,138
動脈 2,4,6
動脈硬化 128,132,136
吐物 84
トランスフェリン 26,108,158
トリグリセリド 18,28,76,102
トリプシン 16,18

な 行

乳児 54
尿 32,114,118
尿検査 118
尿酸 32,76,102
尿素 32,76,102
尿素窒素 102
尿糖 102
尿毒症 32,142
尿崩症 116
尿路結石 80,82,158
妊娠 50
認知症 68,148

熱性痙攣 90
熱中症 154
ネフロン 114,158

脳血管疾患 82,126,134
脳梗塞 132,134,158
脳出血 132,134
脳腫瘍 82
脳卒中 134
脳動脈瘤 134
脳内出血 150
ノルアドレナリン 12,38
ノンレム睡眠 72

は 行

歯 30
肺 2,4
肺炎 82,146

肺循環 4
バイタルサイン 122,158
廃用症候群 148
パーキンソン病 144,158
バソプレシン 38
発育 56
白血球 8,110
発熱 90,152
パラトルモン 38
瘢痕 98
反射 58
半身不随 144

非言語的コミュニケーション
　66,76
ヒスタミン 26,42,96
ビタミン 14,30
　——K 112
ビタミン欠乏症 30,76
ヒト絨毛性ゴナドトロピン 50
皮膚 96,98,100
皮膚感覚 64
肥満 22,126
表情 66
病理検査 120
ビリルビン 18,34,140
疲労回復 72
貧血 108
　鎌状赤血球—— 48

フィブリノーゲン 18,26,140
フェニルケトン尿症 48
フェリチン 26,108,158
副交感神経 40
複製 44
腹痛 82
浮腫 142,154,158
不正性器出血 150
不整脈 122
プラスミノーゲン 112
プロゲステロン 50
プロスタグランディン 28,42

平衡感覚 58
ヘパリン 112,158

169

索　引

ペプシン　16
ヘモグロビン　8,26,76,108
ヘモグロビンA_{1c}　102,138
便　36
　──の観察　84
片頭痛　82
扁桃体　64
便秘　84

放散痛　78
訪問看護　130
歩行　62
補聴器　66
発疹　98
発赤　98,100
骨　30,58
ポリヌクレオチド　44
ホルモン　20,38,76
翻訳　46,76

ま　行

マルターゼ　16

味覚　64
脈拍　122

無機質　14,30,32,104

迷走神経　78
メタボリックシンドローム
　　126,158
メラトニン　38,70
免疫　52
免疫グロブリン　26,110,152,
　　158
免疫検査　120

門脈　6,76

や　行

輸血　10

予防接種　98,152

ら　行

ラクターゼ　16

リパーゼ　16,18
リボソーム　46
リポタンパク質　16
リンパ球　110

レム睡眠　72
連合野　68

わ　行

ワルファリン　112

索引

健康管理索引

【食事とエネルギー代謝】

エネルギー・代謝：
- ATP　24
- アミノ酸　26
- アンモニア　140
- エネルギー物質の相互変化　22
- エネルギー利用　14
- グルコース代謝　20
- 脂質代謝　28
- 脂肪の役割　28
- 代謝異常の検査　102
- タンパク質代謝　26
- 電解質代謝異常　142

消化・吸収：
- 消化器系疾患　84,86
- 消化器の異常　84
- 消化吸収　16,26
- 食事療法　88,138,142
- 胆汁　18,34
- 便　36

食事・栄養：
- 栄養素　14
- 介護支援と食事　130
- 高血圧者への食事指導　132
- 高齢者の食事機能　146
- 消化器系疾患　84,86
- 消化酵素　16
- 小児の食事　56
- 食事療法　88,138,142
- 食品　14
- 食品交換表　138
- 代謝　18
- 動脈硬化と食事　128
- 疲労回復と食事　72
- 無機質・ビタミンの重要性　30
- メタボリックシンドローム　126

【活動・休息】

運動・動作：
- 運動機能障害　144
- 小児の活動　56
- 身体の安定性　62
- 身体の動きと制御　58
- 手足と動作　60

休息・ストレス：
- 血圧とストレス　132
- 心の健康　74
- 睡眠　72
- 生活の区切り　70
- 精神の疲れ　74
- 疲労回復　72
- 副交感神経　40

大脳・精神活動：
- 言語　66
- 高次脳機能　64,68
- 大脳機能の変化　148
- ノンレム睡眠　72

【制御・調節】

遺伝情報：
- 遺伝子治療　46
- 遺伝子とタンパク質合成　46
- 遺伝子と病気　48
- 核酸　44
- ガン発生のしくみ　124
- 染色体　44

神経：
- 運動野　58
- 感覚受容器　96
- 情報伝達物質　42
- 自律神経　40
- 体性感覚野　64
- 知覚神経　78

ホルモン：
- アドレナリン　20,38
- アルドステロン　38,42
- インスリン　20,38,138
- エストロゲン　50
- カルシトニン　38
- グルカゴン　20,38
- グルココルチコイド　20,38
- 成長ホルモン　38
- 性ホルモン・母性機能　50
- テストステロン　50
- バソプレシン（抗利尿ホルモン）　38
- パラトルモン（上皮小体/副甲状腺ホルモン）　38
- ヒト絨毛性ゴナドトロピン　50
- プロゲステロン　50
- プロラクチン　50

【成長・加齢】

高齢者：
- 乾燥症　96
- 骨折　144
- 在宅介護　130
- 転倒防止　62
- 認知症　148
- 熱中症　154
- 肺炎　146
- 廃用症候群　148
- パーキンソン病　144

胎児・小児：
- 運動機能　58
- 臍帯　52
- 母親への生活指導　50
- 歩行　62
- 離乳食　54

索　引

【予防・早期発見】

検査・観察：
　ガンの検査　124
　血清酵素　106
　血糖値　138
　生化学検査　162
　精密検査　120
　代謝異常の検査　102
　尿検査　118
　バイタルサイン　122
　メタボリックシンドロームの
　　判定　126

予防：
　誤嚥予防　146
　褥瘡予防　100
　転倒防止　62
　動脈硬化抑制　136
　認知症予防　148
　予防接種　56,92,152

【症状・変化】

黄疸：
　ウロビリノーゲン　34,116
　肝臓病　140
　新生児黄疸　54
　掻痒症　96
　胆汁色素　36
　腸肝循環　34
　皮膚の観察　98
　ビリルビンの代謝　18,34

かゆみ：
　かゆみと皮膚の反応　96
　ヒスタミン　42
　皮膚の観察　98

尿：
　アンモニア臭　118
　ケトン体　116
　腎臓病　142
　浸透圧　104,140
　水分・電解質の代謝に関する
　　ホルモン　38
　代謝性アシドーシス・アルカ
　　ローシス　142,156
　尿素窒素　102

　尿の異常成分　116
　尿の成分　114
　浮腫・脱水　154

発熱：
　炎症と発熱　152
　体温からわかること　122
　体温保持の工夫　94
　病気と発熱　90

便・吐物：
　胃からの出血　84
　いろいろな出血　150
　下痢　84
　消化器の異常　84
　上部消化管出血　36
　吐物から把握できる異常　84
　便の観察点と異常　84
　便の性状　36

【生命保持】

呼吸：
　ガス交換　2
　クエン酸サイクルと電子伝達
　　系　20
　呼吸性アシドーシス・アルカ
　　ローシス　156
　静脈血　2
　心臓と呼吸　4
　チアノーゼ　98,150
　動脈血　2

循環・血液：
　狭心症・心筋梗塞　136
　血圧　12
　血圧と出血量　150
　血液型　10
　血液の組成と働き　8
　循環のしくみ　4
　心臓収縮のしくみ　4
　心臓と臓器　6
　造血機能と貧血　108
　胎児循環　52
　大量出血　150
　脳出血・脳梗塞　134

【病名関係】

感染症：
　炎症　152
　風邪　92
　感染症と発熱　90
　肺炎　92,146
　白血球の働き　110
　予防接種　56,92,152

疾患名詳細：
　インフルエンザ脳症　92
　エリテマトーデス　98
　鎌状赤血球貧血　48
　ガン　124
　狭心症　136
　くも膜下出血　134
　血友病　112
　骨粗鬆症　50
　消化器系疾患　84,86
　心筋梗塞　106,132
　新生児黄疸　54
　先天性疾患　48
　掻痒症　96
　帯状疱疹　98
　ダウン症候群　48
　ターナー症候群　48
　尿毒症　32,96,142
　尿崩症　116
　脳梗塞　132,134
　脳出血　132,134
　パーキンソン病　144
　皮膚疾患　98
　肥満　22,126
　貧血　108
　フェニルケトン尿症　88

代謝疾患：
　肝臓病　140
　高血圧　132
　心臓病　136
　腎臓病　142
　生活習慣病　126
　痛風　88
　糖尿病　138
　脳血管疾患　134

著者略歴

杉崎　紀子（すぎさき　のりこ）

- 1942 年　千葉県に生まれる
- 1971 年　東京大学大学院医学系研究科博士課程修了
　　　　　米国で研究に従事，東京大学医学部助手の後，
　　　　　看護系 3 大学で教授を歴任
- 2016 年　了徳寺大学退職
- 現　在　東京都内看護専門学校 3 校にて非常勤講師
　　　　　保健学博士

【主な著書】
『新版 現代人の保健』（共著）（朝倉書店，1996 年）
『身体のからくり事典』（朝倉書店，2001 年）

神﨑　史（こうざき　ふみ）

- 1970 年　三重県に生まれる
- 1995 年　早稲田大学大学院人間科学研究科修士課程修了
- 現　在　書籍等のイラストレーターとして活動中

【主な作品】
『身体のからくり事典』（朝倉書店，2001 年）
〈スタンダード人間栄養学〉シリーズ（朝倉書店）

からだのしくみ
―ナースの視点―　　　　　　　　　定価はカバーに表示

2016 年 11 月 25 日　初版第 1 刷

著　者	杉　崎　紀　子
	神　﨑　　　史
発行者	朝　倉　誠　造
発行所	株式会社　朝倉書店

東京都新宿区新小川町 6-29
郵便番号　162-8707
電　話　03(3260)0141
FAX　　03(3260)0180
http://www.asakura.co.jp

〈検印省略〉

© 2016〈無断複写・転載を禁ず〉　　　　真興社・渡辺製本

ISBN 978-4-254-33009-0　C 3047　　　Printed in Japan

JCOPY〈(社)出版者著作権管理機構　委託出版物〉
本書の無断複写は著作権法上での例外を除き禁じられています．複写される場合は，そのつど事前に，(社)出版者著作権管理機構（電話 03-3513-6969，FAX 03-3513-6979，e-mail: info@jcopy.or.jp）の許諾を得てください．

東京福祉大 澤口彰子他著

人体のしくみとはたらき

33008-3 C3047　　　　B5判 164頁 本体2500円

福祉・介護系学生のための解剖生理テキスト。わかりやすい図に基づく丁寧な解説で、人体の機能を理解する。〔内容〕人体の機能／骨格系／筋系／消化器系／呼吸器系／生殖器系／内分泌系／神経系／小児のからだ／生体の恒常性／他

有田秀穂・原田玲子著

コア・スタディ 人体の構造と機能

31086-3 C3047　　　　B5判 240頁 本体5600円

医学教育コアカリキュラムに則して、人体各器官の正常構造と機能を、わかりやすく解説。1テーマにつき、図表1頁と解説文1頁を見開き形式でまとめ、エッセンシャルな知識が要領よく得られる。医学部学生、医療関連学科学生に最適な書

放射線医学総合研究所監修

ナースのための 放 射 線 医 療

33002-1 C3047　　　　B5判 160頁 本体3500円

放射線診療は医療全体を支える不可欠な役割を担うに至っている。本書は、ナースが放射線とその健康影響、各種放射線診療の内容と意義、放射線防護の考え方と技術について正しい知識を持ち、医療、看護、ケアに携われるように解説

浜松医大 渡邊泰秀・九州看護福祉大 樋口マキヱ編

コメディカルのための 薬理学（第2版）

33005-2 C3047　　　　B5判 244頁 本体3900円

薬剤師や看護師をめざす学生向けのテキスト。初学者のために図表・イラストを大幅に増やし、見てわかりやすい2色刷レイアウトにした全面的な改訂版。演習問題を充実させ、さらにエイジング、漢方、毒物など最新の動向まで盛り込んだ。

黒島晨汎・浦野哲盟・柏柳　誠・河合康明・
窪田隆裕・篠原一之・高井　章・丸中良典他著

人 体 生 理 学

33502-6 C3047　　　　B5判 232頁 本体3800円

主として看護師、保健師、作業療法士、理学療法士、介護士などの医療関連職を目指す人々、医科大学の学生以外で一般的な生理学の知識を学ぼうとする人々を対象として、生理学の基礎的理解を確実にできるように、わかりやすくまとめたもの

前筑波大 池上晴夫著
現代栄養科学シリーズ18

運 動 生 理 学

61618-7 C3377　　　　A5判 180頁 本体3200円

〔内容〕健康と運動（健康と体力、運動不足、運動の効果）／運動適応のメカニズム（エネルギー発生、有酸素能力と無酸素閾値、運動と呼吸・循環・筋・神経系・栄養、他）／健康のための運動処方（医学・体力検査、高齢者・発育期・妊婦、他）

前京大 糸川嘉則総編集

看護・介護・福祉の百科事典（普及版）

33007-6 C3547　　　　A5判 676頁 本体8500円

世界一の高齢社会を迎える日本において「看護」「介護」「福祉」の必要性は高まる一方である。本書では3分野の重要事項を網羅するとともに、分野間の連携の必要性も視野に入れて解説。〔内容〕看護（総合看護、看護基礎、母性看護、小児看護、成人看護、精神看護、老年看護、地域看護）／介護（概念・歴史・政策、介護保険サービス、介護技法、技術各論、介護従事者と他職種との連携、海外の事情）／福祉（基本理論、制度、福祉の領域、社会福祉援助の方法、関連領域と福祉との関係）

杉崎紀子著

身体のからくり事典

　　　　64029-8 C3577　　A5判 372頁 本体6000円
〔縮刷版〕64038-0 C3577　　四六判 372頁 本体4500円

人間のからだの仕組みは複雑でありながらみごとに統御され"からくり"に支配されてヒトは生きている。その複雑で巧妙なメカニズムを、一つの目でとらえ、著者自身の作成したオリジナルの総合図をもとにスプレッド方式（見開き2ページを片面図、片面本文解説）で173項目を明快に解説。医学・医療関係者、健康・運動科学等ヒトの身体を学ぶ方々に必携の書。〔内容〕身体機能の知識（58項目）／病気の基礎知識（66項目）／健康生活の基礎知識（32項目）／健康政策の基礎知識（17項目）

上記価格（税別）は2016年10月現在